Dieses Service Journal hält Sie mit aktuellen Informationen über wichtige Entwicklungen auf dem Laufenden. Redaktion und Herausgeber stellen das Wesentliche gut lesbar und praxisgerecht für Sie zusammen.

Das Service Journal ist so konzipiert, dass Sie es ganz nach Ihrem individuellen Bedarf nutzen können. Es ist stabil gebunden, damit Sie es wie eine Zeitschrift lesen und sich auch zu Hause oder unterwegs bequem über das Neueste informieren können.

Hinweis zum Einsortieren

Öffnen Sie den Heftstreifen:

Entnehmen Sie zunächst **„Auf einen Blick"**, **„Themen und Berichte"**, und die **„Einsortieranleitung"**. Diese Seiten werden im Nachschlagewerk **nicht benötigt**.

Fügen Sie dann bitte unter Beachtung der Anleitung die Seiten in Ihr Werk ein bzw. entfernen Sie Veraltetes.

Der Verlag achtet im Rahmen der redaktionellen Möglichkeit auf eine bedarfsgerechte Zusammenstellung der Seiten zum schnellen Einsortieren. In nur wenigen Minuten aktualisieren Sie Ihr Nachschlagewerk.

Sollten Sie gerade keine Zeit für das Einlegen der neuen Seiten in Ihr Experten System finden, so können Sie das Service Journal an der Lochung einfach vorne in den Ordner einhängen.

Um dieses Service Journal zu einem wertvollen Bestandteil Ihres Springer Experten Systems zu machen, sortieren Sie bitte die Beiträge nach unserer Anleitung ein.

Haben Sie Fragen zu Ihrem Springer Experten System oder zum Service Journal? Gibt es Anregungen oder Wünsche an die Redaktion und die Herausgeber? Wir helfen Ihnen gerne weiter.

Service-Telefon:
freecall 08 00 – 8 63 44 88
Fax: (0 6221) 345–4229
E-mail: bianca.reis@springer.de

Unternehmen Zahnarztpraxis
Service Journal Februar 2003

Auf einen Blick

Werbung für die Zahnarztpraxis

Zahnärzte scheinen – jedenfalls in Bezug auf Praxiswerbung – etwas fortschrittlicher und mutiger zu sein als ihre ärztlichen Kollegen. Überdurchschnittlich viele Zahnärzte wagten in den vergangenen Jahren den Gang bis zum Bundesverfassungsgericht und gewannen die Prozesse, in denen es um Informations- und Werbemaßnahmen ging, die ihnen von den Zahnärztekammern verboten worden waren. Diesen Zahnärzten ist es zu verdanken, dass Ärzte und Zahnärzte allmählich von den Fesseln des Werbeverbotes befreit werden und auf ihre Praxis und die angebotenen Leistungen aufmerksam machen können.

Frau *Beate Bahner*, Rechtsanwältin in Heidelberg, befasst sich mit dem Thema Werbung im medizinischen Bereich bereits seit vielen Jahren und hat dazu auch einige Arbeiten publiziert. In ihrem *Beitrag 9.10* gibt sie einen Überblick über aktuelle marketing- und werbespezifische Aspekte für die Zahnarztpraxis. Sie geht hierbei auf die Funktionen der Werbung ein und die dazu bislang geschaffenen Bedingungen des Standesrechtes, die zu berücksichtigen sind. Anhand von Beispielen erläutert sie, was erlaubte Werbung ist und was als berufswidrige Werbung bezeichnet wird. Auf die Rechtsfolgen bei Letzterem wird selbstverständlich ausführlich eingegangen.

Beschwerdemanagement erfolgreich eingesetzt – eine besonders effiziente Form der Patientenbindung

„Wir sind eine patientenorientierte Zahnarztpraxis. Unsere Arbeit zahlt der Patient. Ihm dienen wir." „Wir hören auf unsere Patienten und lernen von ihnen." „Die Patienten entscheiden über unseren Erfolg im Wettbewerb." „Im Mittelpunkt all unserer Handlungen steht der Patient." …

Solche oder ähnliche Formulierungen sind vielfach in Unternehmensleitbildern bzw. in abgewandelter Form in Praxisleitbildern zu finden. Es wird jedoch immer schwieriger, auf diese Weise erfolgreich neue Kunden zu werben, da diese Offensivstrategien von vielen Kollegen angewandt werden. Für die Existenzsicherung der Praxis wächst daher statt der Neukundengewinnung respektive der Neupatientengewinnung die Bedeutung der Kundenbindung. Eine zentrale Rolle spielt hierbei das „Beschwerdemanagement“, denn: In keiner Situation ist die Beziehung zum Kunden so stark gefährdet, wie im Augenblick der Beschwerde!

Auf Beschwerden richtig reagieren, Eskalationen mit Kunden/Patienten vermeiden, Patientenabwanderungen verhindern, die Beschwerde als Chance zur Patientenbindung zu nutzen, den Kunden sogar durch eine engagierte, lösungsorientierte Beschwerdebehandlung zu begeistern, dies alles behandelt *Prof. Dr. Börkircher* im *Beitrag 2.11*. Ausgehend von den wesentlichen Einflussfaktoren auf das Beschwerdeverhalten der Konsumenten werden dabei auch die Auswirkungen der Beschwerdebehandlung auf die Patientenzufriedenheit und -begeisterung erläutert und damit neue Wege der Patientengewinnung und Patientenbindung aufgezeigt.

Mehr Transparenz durch systematische Behandlungsplanung

Warum eine systematische Planung die Arbeit in der Zahnarztpraxis erleichtert und ein logisch aufgebautes Behandlungskonzept der Schlüssel zur Qualität in der Zahnheilkunde ist, erläutert *Dr. Albert Pietsch* in seinem Beitrag *2.10.05*. Transparenz und ein klarer Ablauf der einzelnen Behandlungsschritte sind hierbei von großer Bedeutung. Sie sorgen zum einen für Vertrauen bei den Patienten und zum anderen können so alle Praxisressourcen optimal genutzt werden. Es sollte immer das Ziel des Zahnarztes sein, dem Patienten das Gefühl von Kompetenz, Präzision und Vorausschau zu vermitteln. Durch genaue Anamnese und eine gewissenhafte Planung der Behandlungsstrategie bekommt der Patient das Gefühl: Hier kümmert man sich um mich, hier wird nicht gleich drauflosgebohrt.

Dr. Pietsch berichtet hierzu über Erfahrungen aus seiner Großpraxis in Mühlheim, in der Nähe von Hanau und Offenbach.

Themen und Berichte

Helmut Börkircher

Das aktuelle Stichwort

Mit der Technisierung der Märkte und der Austauschbarkeit von Leistungen, die einander immer mehr ähneln, gehen Entwicklungen einher, die sich nicht unwesentlich auf das Kaufverhalten und somit auf das Verhältnis der Unternehmen zu ihren Kunden auswirken. Kundenloyalität hängt immer weniger vom Produkt selbst oder dessen Qualität ab, sondern vielmehr davon, in welchem Maße es dem Unternehmen, also in unserem Fall der Zahnarztpraxis, gelingt, Patienten als Kunden über vertrauensfördernde Zusatzleistungen, den sprichwörtlichen „Zusatznutzen", und über die Qualität der Kommunikation an die Praxis zu binden.

In den vergangenen Folgelieferungen habe ich das Thema „Kundenzufriedenheit" unter den verschiedensten Aspekten beleuchtet. Dazu kam ein weiteres Stichwort: „Kundenbeziehungsmanagement". Beides gehört heute unbedingt ins Repertoire des Praxismarketings eines Zahnarztes. Wer der Auffassung ist, dies sei ein alter Hut und mit Freundlichkeit und einer Karteikarte voller Informationen über den Kunden gleichzusetzen, irrt allerdings kräftig. Die Herausforderung ein erfolgreiches Kundenbeziehungsmanagement im Unternehmen „Zahnarztpraxis" zu betreiben, hängt primär vom Erfolgsfaktor „Mensch" und der richtigen Einstellung zu den „Kunden" ab.

Beziehungsmanagement stützt sich auf Vertrauen. Damit ist beispielsweise gemeint, wie zuverlässlich der Kunde einen Lieferanten einschätzt, wenn wider Erwarten besondere Schwierigkeiten auftreten. Verlässlichkeit lässt sich nicht im normalen Geschäftsprozess beurteilen. Verlässlichkeit und Vertrauenswürdigkeit zeigen sich oftmals in ganz nebensächlichen Situationen, insbesondere dann, wenn der Kunde keine außerordentlichen Interessen des Lieferanten vermutet. Die Beziehung zu einem Kunden, also der Aufbau von Vertrauen, beginnt nicht erst mit dem Verkaufsgespräch und ist mit dem Abschluss auch noch lange nicht beendet. Lang anhaltende und ganzheitliche Kommunikation ist das Stichwort – doch deren Realisierung ist einfacher gesagt als getan. Umso mehr gilt es, jeden Kontakt mit dem Kunden auszunutzen, Informationen aus den Gesprächen zu filtern und für zukünftige Kontakte zu nutzen.

Eine derartige umfassende Kommunikation mit potenziellen, bestehenden und ehemaligen Kunden erfordert in den verschiedenen Phasen der Kundenbeziehung den Einsatz unterschiedlicher Kommunikationsinstrumente. In der Vorverkaufsphase (Pre-Sales) ist es die Weckung von Aufmerksamkeit, z. B. durch Imagebroschüren, Veröffentlichungen in Fachzeitschriften, die Durchführung von Seminaren und zielgruppenbezogenen Veranstaltungen, Beratungsangeboten etc. In der Nachverkaufsphase (After-Sales) können dies Hilfestellungen der verschiedensten Art sein, wie Farbberatung, die Einrichtung eines Beschwerdemanagements, die regelmäßige Analyse der Kundenzufriedenheit und die Reaktion auf Kundenwünsche.

Beziehungsmanagement ist wirtschaftlicher als die Neukundengewinnung. Rein ökonomisch betrachtet ist es bis zu zehn Mal teurer, einen neuen Kunden zu gewinnen als einen Stammkunden zu pflegen. Noch viele Male schwerer ist es, Kunden dauerhaft zufrieden zu stellen und fast unmöglich, einen verlorenen Kundenkontakt zu reaktivieren. Wem es gelingt, begeisterte Kunden zu schaffen, sichert sich nicht nur dauerhafte Wettbewerbsvorteile und erhöht den Umsatz pro Kunden, sondern verstärkt auch die Kundenbindung, fördert positives Weiterempfehlungsverhalten und senkt letztlich die Marketingkosten.

Oftmals kommt es auf die richtigen Fragen an: „Welchen Zusatznutzen würden Sie gerne haben?“, „Was kann ich tun, um einen Beitrag zu Ihrem persönlichen Erfolg zu leisten?“ „Wenn meine Leistungen für Sie von Interesse sind, würden Sie sie auch in Anspruch nehmen?“. „Was würden Sie Kunden empfehlen, wenn Sie an meiner Stelle wären?“ Gehen Sie offen mit ihrem Patienten um. Nutzen Sie den Referenzpatienten. Schauen Sie, wie Sie in der Öffentlichkeit auf Ihre Leistungen aufmerksam machen können, wie Sie den zufriedenen, mehr noch den begeisterten Kunden zum Multiplikator machen können. Sie haben gewonnen, wenn es sich rum spricht, „Ich kenne da einen Zahnarzt... Geh da einmal hin!“ Denken Sie einmal darüber nach, dass jeder Erwachsene im Durchschnitt zwischen 500 und 1000 Kontakte zu Freunden, Bekannten, Verwandten, Kollegen etc. hat. Jeder dieser Kontakte hat wiederum selbst zahlreiche Verbindungen. Daraus ergeben sich Kontaktmittler, Weiterempfehler und Empfehlungsgeber. Im Automobilgeschäft wird dies konsequent genutzt.

Setzen Sie auf Beziehungen unter langfristigen Aspekten. Nicht der kurzfristige Nutzen ist es, der Erfolg dauerhaft und nachhaltig produziert, sondern die gewachsene Beziehung. Denken Sie auch daran: „Kleine Geschenke erhalten die Freundschaft". Das persönliche Gespräch, die Zeit, die Sie sich für den Patienten nehmen, die persönlich überreichte Broschüre oder der Augenblick für einige persönliche Notizen können wesentlich zur Zufriedenheit und zum Aufbau eines persönlichen Verhältnisses beitragen.

Unternehmen Zahnarztpraxis
Anleitung zum Einsortieren der neuen Beiträge

Grundwerk **Das nehmen Sie heraus** **Ordner 1**	Anzahl der Seiten	Folgelieferung **Das ordnen Sie ein** **Ordner 1**	Anzahl der Seiten
Titelblatt (Stand November 2002)	2	Titelblatt (Stand Februar 2003)	2
Das bisherige Inhaltsverzeichnis von Band 1 *(Seite V–VI)*	2	Das neue Inhaltsverzeichnis von Band 1 *(Seite V–VI)*	2
Teil 1 Einführung			
1 ▮ 02 Das bisherige Autorenverzeichnis *(Seite 1–4)*	4	**1 ▮ 02** Das neue Autorenverzeichnis *(Seite 1–4)*	4
1 ▮ 03 Das bisherige Stichwortverzeichnis *(Seite 1–8)*	8	**1 ▮ 03** Das neue Stichwortverzeichnis *(Seite 1–8)*	8
Teil 2 Rezepte zum Erfolg			
Das bisherige Inhaltsverzeichnis von Teil 2 *(Seite 1–3)*	3	Das neue Inhaltsverzeichnis von Teil 2 *(Seite 1–4)*	4
		2 ▮ 10 | 05 Das neue Kapitel 2.10.05 hinter das Kapitel 2.10.04 *(Seite 51–60)*	10
		2 ▮ 11 Das neue Kapitel 2.11 hinter das Kapitel 2.10 *(Seite 1–29)*	29

Grundwerk **Das nehmen Sie heraus** **Ordner 3**	Anzahl der Seiten	Folgelieferung **Das ordnen Sie ein** **Ordner 3**	Anzahl der Seiten
Das bisherige Inhaltsverzeichnis von Band 3 *(Seite V)*	1	Das neue Inhaltsverzeichnis von Band 3 *(Seite V)*	1
Teil 9 Rechtsgrundlagen auf den Punkt gebracht			
Das bisherige Inhaltsverzeichnis von Teil 9 *(Seite 1–3)*	3	Das neue Inhaltsverzeichnis von Teil 9 *(Seite 1–3)*	3
		9 ▮ 10 Das neue Kapitel 9.10 hinter das Kapitel 9.08 *(Seite 1–43)*	43

Springer Experten System

Helmut Börkircher (Hrsg.)

Unternehmen Zahnarztpraxis

Springers großer
Wirtschafts- und Rechtsratgeber
für Zahnärzte

Band 1

Februar 2003

Februar 2003

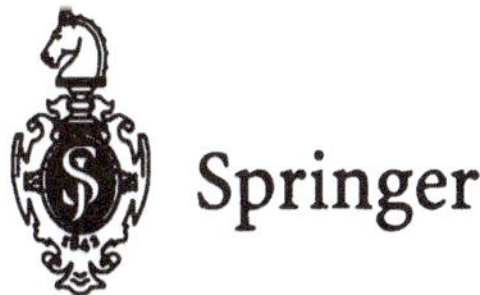

Professor Dr. Helmut Börkircher
Ötisheimer Straße 23
75443 Ötisheim-Schönenberg

Geschäftliche Post bitte ausschließlich
an Springer GmbH & Co., Auslieferungs-Gesellschaft,
Kundenservice, z.Hd. von Frau Bianca Reis,
Haberstr. 7, 69126 Heidelberg,
Fax (0 62 21/3 45-42 29)

ISBN 978-3-540-00558-2 ISBN 978-3-662-24808-9 (eBook)
DOI 10.1007/978-3-662-24808-9

http://www.springer.de/medizin

Ursprünglich erschienen bei Springer-Verlag Berlin Heidelberg New York 2003

Redaktion: Dr. Carmen Wetzel, Heidelberg

Ansprechpartner im Verlag: Jörg Engelbrecht, Heidelberg

Umschlaggestaltung: deblik Berlin
Herstellung: PRO EDIT GmbH, Heidelberg
Satz und Druckvorstufe: Mediapartner Satz und Repro GmbH, Hemsbach

Gedruckt auf säurefreiem Papier 22/3160/Di

Inhaltsverzeichnis Band 1

Teil 3 ▌ Praxismanagement mit Zahlen

Autorenverzeichnis

1 02

Herausgeber

- *Börkircher, Helmut, Prof. Dr.*
  Ötisheimer Str. 23, 75443 Ötisheim-Schönenberg
  Jahrgang 1949
  Studium der Betriebswirtschaftslehre, Volkswirtschaftslehre und Bauökonomie in Mannheim, Saarbrücken und Stuttgart
  Geschäftsführer, Unternehmensberater,
  Inhaber einer Professur für Betriebswirtschaftslehre
  Autor und Herausgeber zahlreicher Publikationen im betriebswirtschaftlichen, zahnmedizinischen und zahntechnischen Bereich

Weitere Autoren

- *Bahner, Beate*
  Rechtsanwältin
  Werderstr. 26, 69120 Heidelberg

- *Bährle, Ralph Jürgen*
  Rechtsanwalt
  Strahlenburgstr. 23–25, 68219 Mannheim

- *Bengel, Wolfgang, Dr.*
  Zahnarzt
  Darmstädter Str. 190A, 64625 Bensheim

- *Bihr, Dietrich, Dr.*
  Wirtschaftsprüfer, Steuerberater
  Bahnhofstr. 10, 76137 Karlsruhe

- *Brettle, Peter*
  Diplompsychologe
  Waldstr. 24, 54343 Föhren

- *Cox, Horst*
  Direktor der Kassenzahnärztlichen Vereinigung
  des Reg. Bez. Tübingen
  Bismarckstr. 96, 72072 Tübingen

- *Detzel, Martin, Prof. Dr.*
  Leiter des Steinbeis-Transferzentrums für Informationsmanagement und Unternehmenssteuerung
  Kesslerstr. 22, 76863 Herxheim

- *Falkenthal, Hartmut, Dr.*
  Zahnarzt
  Marktplatz 17, 71229 Leonberg

- *Frodl, Andreas, Dr.*
  Diplomkaufmann
  Zur Pointnermühle 3, 85435 Erding

- *Gensler, Harald*
  Praxisberater
  Wilhelmstraße 1
  45219 Essen

- *Hammer, Thomas*
  Journalist
  Ötisheimer Str. 58, 75443 Ötisheim

Kaldschmidt, Susanne
TQMI Consulting for Excellence
Mettmannstr. 167, 42506 Velbert

Kanzler, Reinhard, Dr.
Zahnarzt
Wolkersdorfer Hauptstr. 25, 91126 Schwabach

Kortschak, Hans-Peter, Prof.
Steuerberater
Erzberger Str. 121, 76133 Karlsruhe

Lehmeier, Peter J., Prof.
Diplomkaufmann
Birkenstr. 2, 76359 Marxzell-Schielberg

Meyer, Jörg
Diplombetriebswirt
Karstadt AG, Abt. Personalentwicklung
Eckweg 27, 46485 Wesel

Pecanov-Schröder, Aneta, Dr.
Zahnärztin und Wirtschaftsredakteurin
Carl-Troll-Str. 67, 53115 Bonn

Pietsch, Albert, Dr.
Zahnarzt
Gemeinschaftspraxis Dr. Pietsch und Partner
Bischof-Ketteler-Str. 31–33
63165 Mühlheim/Main

- *Ratajczak, Thomas, Dr.*
  Rechtsanwalt
  Wegenerstr. 5, 71063 Sindelfingen

- *Reichert, Bernd, Dr.*
  Rechtsanwalt
  Bahnhofstr. 15, 77815 Bühl

- *Rohde, Ernst-R., Dr.*
  Rechtsanwalt
  Petterweilstr. 44, 60385 Frankfurt

- *Roos, Rainer, Dr.*
  Zahnarzt
  Gartenstr. 9, 73765 Neuhausen

Stichwortverzeichnis 1 ▮ 03

Teil 2 ▮ Rezepte zum Erfolg

- **Informationen zu besonderen Behandlungsmaßnahmen**
  Die Patienten wollen wissen, was es für spezielle Behandlungsmöglichkeiten gibt. Geben Sie die Informationen kurz, klar verständlich und ohne „Fachchinesisch". Denken Sie nur an Texte zu:
  — **Implantaten,**
  — **Veneers,**
  — **Zahnbleichen,**
  — **Narkose usw.**

> Mit dem vorliegenden Gerüst lässt sich in kurzer Zeit ein individuelles, patientenorientiertes Wartezimmerhandbuch aufbauen. Seien Sie Partner und Berater der Patienten.
>
> Denken Sie daran: *Der informierte Patient ist der bessere Patient.*

Mehr Transparenz durch Behandlungsplanung

2 | 10 | 05
Warum eine systematische Planung die Arbeit erleichtert

Ein gut aufgebautes und logisches Behandlungskonzept ist in der Zahnheilkunde der Schlüssel zur Qualität. Transparenz und ein klarer Ablauf der einzelnen Behandlungsschritte sind hierbei von großer Bedeutung. Warum? Sie sorgen für Vertrauen bei den Patienten. Zudem versucht ein praktizierende Arzt, dem betriebswirtschaftliches Denken kein Fremdwort ist, Behandlungszeit, Behandlungsräume und aller Praxisressourcen optimal zu nutzen. Voraussetzung dafür ist eine konsequente und realistische Behandlungsplanung. Es sollte immer das Ziel des Zahnarztes sein, dem Patienten das Gefühl von Kompetenz, Präzision und Vorausschau zu vermitteln. Durch genaue Anamnese und eine gewissenhafte Planung der Behandlungsstrategie bekommt der Patient das Gefühl: Hier kümmert man sich um mich, hier wird nicht gleich drauf losgebohrt.

Eine vorschnelle Behandlung verunsichert die Patienten und kann sogar zu Behandlungsfehlern führen. Im schlimmsten Fall muss der Patient häufiger die Praxis aufsuchen, als es tatsächlich notwendig gewesen wäre. Hierfür ein kurzes Beispiel:

Bin ich ein besonders schwerer Fall?

Herr Müller hat Zahnschmerzen. Er ist voller Sorge, dass ihm nun eine langwierige Behandlung droht, und er sieht den vielen schmerzhaften Sitzungen beim Zahnarzt mit einem unangenehmen Gefühl entgegen. Nach einer längeren Zeit im Wartezimmer sitzt er schließlich auf dem Behandlungsstuhl und wartet. Der Zahnarzt betritt wenig später den Behandlungsraum und fragt seinen Patienten nach dessen Beschwerden. Der Arzt hört halb zu, nickt und beginnt mit der Behandlung. Er murmelt der Arzthelferin unverständliche Kommandos zu, die daraufhin durch die Praxis eilt. Der Mund des Patienten ist weit geöffnet, darin die obligatorischen Schläuche. Er hat keine Ahnung, was gerade getan wird. Dann sieht er den Zahnarzt aus dem Raum verschwinden. Eine unsicher lächelnde Arzthelferin stellt sich zu Herrn Müller und versucht ihm zu erklären, dass der Doktor nur schnell etwas sucht, gleich könne es weitergehen. „Was sucht dieser Mann jetzt bloß? Bin ich ein besonders schwerer Fall?“, fragt sich der Patient. Wie eine Ewigkeit erscheinen Herrn Müller die folgenden Minuten, bis schließlich der Zahnarzt mit erkennbar schlechter Laune zurückkehrt. Er erteilt seiner Mitarbeiterin eine Rüge und macht sich mit un-

willigen Brummen erneut ans Werk. Erst nach der Behandlung erfährt der Patient kurz, dass ihm ein kariöser Zahn behandelt wurde und er in zwei Wochen wiederkommen solle. Dann würde die Behandlung fortgesetzt. Unsicher und mit noch mehr Angst vor dem nächsten Termin macht sich Herr Müller auf den Heimweg.

Der Terminplanung sollte die Festlegung der Behandlungsstrategie vorausgehen

Der klassische Patientenalbtraum in der harmlosen Variante. Es handelt sich hierbei nicht etwa um einen Einzelfall. Viele Patientenängste basieren auf solchen Behandlungsfehlern. Es wäre klüger gewesen, den ersten Termin lediglich für eine Besprechung zu nutzen. Denn ein fundiertes Gespräch mit dem Patienten kann Ängste beheben und die Scheu vor dem Zahnarztbesuch nehmen. *„Der bohrt ja gleich drauflos"* sollte ein Patient besser nicht über Sie sagen. Im optimalen Fall geht jeder Terminplanung, jeder terminlichen Festlegung, jeder Bestimmung des Zeitbedarfes und der Behandlungsintervalle die eigentliche Behandlungsplanung voraus. Aber auch die Erstellung der erforderlichen Planungsunterlagen, die Befunderhebung, das Nachdenken über die Behandlungsstrategie, die Auswertung der Unterlagen und das schriftliche Festhalten des Behandlungsvorschlages sollten der eigentlichen Terminplanung immer vorausgehen.

Setzen Sie sich mit Ihrem Patienten auseinander

Führen sie eine gründliche Anamnese durch

Für den Zahnarzt bedeutet dies, , eine fundierte Anamnese durchzuführen und sich die „Situation" genau zu betrachten. Erst dann kann er sich eine Behandlungsmethode überlegen und planen, was wann zu tun ist und bis wann welche Behandlung abgeschlossen ist. Zu diesem Zweck muss ein Behandlungsplan erstellt werden, der es

Erklären Sie die Behandlung nicht zwischen Tür und Angel

den Arzthelferinnen ermöglicht, die Praxisräume für den jeweiligen Eingriff so vorzubereiten, dass ein Herumrennen während der Behandlung nicht erforderlich wird.

Dieses Vorgehen beweist dem Patienten, wie vorausschauend in ihrer Praxis geplant und wie gewissenhaft gearbeitet wird. Und auch ihr Personal kann besser arbeiten, wenn es bereits im Vorfeld weiß, welche Arbeiten an einem Tag auf dem Behandlungsplan stehen. Niemals sollten Sie sich von einem Patienten dazu verleiten lassen, zwischen Tür und Angel zu einer konkreten Behandlungsfrage Stellung zu nehmen. Selbst bei einem Fall, der ganz einfach erscheint, können Sie sich mit vorschnellen Auskünften schnell in Erklärungsnot bringen. Es ist sehr unangenehm und wirkt zusätzlich vertrauensmindernd, wenn Sie später einen Rückzieher machen müssen.

Wie ein Uhrwerk aus der Schweiz

Beispiel für Präzision und Zuverlässigkeit

Die Schweizer Uhr ist das Sinnbild für ein komplexes System, das perfekt und fehlerfrei arbeitet. Zahlreiche kleine Zahnräder greifen ineinander, sind auf mehreren Ebenen miteinander verbunden, ergänzen sich dadurch optimal und sorgen für ein beeindruckendes Ergebnis: ein Beispiel für Präzision und Zuverlässigkeit. Wäre es nicht phantastisch, wenn die Behandlung unserer Patienten nach einem ähnlichen Schema ablaufen könnte? Wenn alle Behandlungsschritte stets optimal vorbereitet und koordiniert wären?

Der Zahnarzt betritt das Behandlungszimmer. Alle benötigten Instrumente und Materialien liegen sorgfältig vorbereitet bereit. Ihre Arzthelferinnen kennen den Behandlungsablauf, und die Planung des Eingriffs liegt in der Patientenakte. Sie arbeiten mit der Gewissheit, dass alles geregelt ist. Weder Unruhe noch Angst noch Hektik sind im Raum zu spüren. Routinierte Gelassenheit beherrscht den Praxisablauf. Nervöse Fragen von Helferinnen, die nicht genau wissen, was bei dem nächsten Patienten gemacht werden soll, kennen Sie nicht. Denn sie haben ja alles vorab geplant. Die Behandlung am Patienten, die gesamte Praxis läuft wie am Schnürchen.

Eine schöne Utopie oder nur eine Frage der Organisation? Welche Vorteile bietet eigentlich eine umfassende Behandlungsplanung?

Unüberlegtes „Drauflosbehandeln" ohne klare Planung kostet Zeit

- Der Zahnarzt ist gezwungen, sich vor der eigentlichen Behandlung zunächst einmal mit dem Patienten und der Vorgehensweise auseinander zu setzen. Er wird mit der Behandlungszeit ökonomischer umgehen.
- Die Behandlung wird gestrafft und das Behandlungsziel wird schneller und sicherer erreicht.
- Der Patient erhält das Gefühl kompetent und bestmöglich behandelt worden zu sein:
  - zum einen spart der Patient bei einer ökonomischeren Behandlungsweise mit weniger Sitzungen Zeit und Geld,
  - zum anderen erhält er das Gefühl: In dieser Zahnarztpraxis wird über meine Zahngesundheit nachgedacht. Und erst dann wird anhand eines detaillierten Planes vorgegangen.

Doch diesen Schritt kann der Mediziner erst gehen, wenn ihm bewusst wird, dass die meiste Zeit durch unüberlegtes „Drauflosbehandeln" ohne klare Planung verloren geht.

Februar 2003

Machen Sie aus der Fiktion Realität

Zunächst heißt das: Erstellen Sie einen schriftlichen Behandlungsplan. Machen Sie es sich zur Regel, nach dem Gespräch mit dem Patienten einen vollständigen Termin-

Erstellen Sie einen schriftlichen Termin- und Strategieplan

und Strategieplan zu erstellen. Dieser Plan sollte sowohl die Art der Behandlung und den dafür eingeplanten Zeitraum beinhalten als auch die Daten der einzelnen Sitzungen. Das Material kann nun beschafft, die Räume bestückt und vorbereitet werden, und jeder in der Praxis ist informiert. Ausnahmslos jede Behandlung wird so geplant und schriftlich in der Patientenkarte und evtl. in der EDV dokumentiert.

Eine vorausschauende Herangehensweise wirkt sich auch positiv auf die Patientenzufriedenheit aus. Der behandelte Patient wird umfassend über das Prozedere informiert. Zudem wissen alle Mitarbeiter über die täglich anstehenden Termine Bescheid, kennen den Umfang und können mit diesem Wissen die weiteren Termine an die Patienten vergeben. So lassen sich lästige Wartezeiten vermeiden.

Sorgen Sie für Übersicht

Grafische Darstellung und schriftliche Fixierung bringen Transparenz in den Behandlungsplan

Das bedeutet für den Praxisalltag: Der Zeitaufwand pro Behandlungsfall und die Zahl der Sitzungen kann deutlich gesenkt werden. Je mehr Organisation im Hintergrund läuft, desto professioneller wirken Arzt und Praxisteam im Vordergrund. Dennoch darf der Mediziner bei aller Zeiteinsparung die Menschlichkeit und Patientennähe nicht vergessen. Der Arzt sollte seine Patienten nicht wie eine Nummer auf einem Blatt abhaken. Wenigstens ein bisschen Zeit für das persönliche Gespräch steht immer zur Verfügung, um den Patienten die Angst zu nehmen und mit ihnen das Vorgehen zu besprechen. Ein Patient, der sich gut beraten und zudem noch ernst genommen fühlt, wird auch bei Bekannten und Freunden positiv über Sie und ihre Praxis berichten.

Wenn alle Daten, die sich aus dem Befund ergebenen berücksichtigt werden, ist eine präzise Planung, Konzepterstellung und somit qualifizierte zahnmedizinische Behandlung möglich. Die grafische Darstellung und die schriftliche Fixierung des Behandlungsablaufs bringen Transparenz in den Behandlungs- und Terminplan - und damit in die Gesamttherapie.

Die sieben Vorteile der Behandlungsplanung

- Durch die systematische Planung zu Beginn einer Behandlung werden keine Behandlungsschritte übersehen oder vergessen
- Der Zahnarzt kann durch die Planung unnötige Behandlungsschritte vermeiden
- Der Patient kann den Behandlungsablauf gut nachvollziehen; er weiß im Idealfall immer, in welcher Behandlungsphase er sich gerade befindet
- Das Behandlungsteam ist zu jeder Zeit über die bisher erfolgten und geplanten Behandlungsschritte informiert
- Das Behandlungsteam weiß, welcher Eingriff als nächstes geplant ist, kann dafür die nötigen Vorkehrungen treffen und auch Fragen des Patienten beantworten
- Behandlungen können auch über große Zeiträume hinweg problemlos terminiert und vorbereitet werden
- Auch komplexe Behandlungsabfolgen verlaufen exakt nach Plan

Umsetzung in die Praxis

Bei der Umsetzung dieses Konzepts hat es sich bewährt, das Vorgehen in Befunderhebung, Auswertung und Planung sowie in ein Beratungsgespräch zu unterteilen.

Wünsche und Vorstellungen der Patienten

- Die **Befunderhebung** wird während des ersten Termins durchgeführt. Der Zahnarzt macht eine ausführliche Anamnese, alle notwendigen Befunde und Unterlagen zur Behandlungsplanung werden erstellt. Dazu gehören ein Planungsmodell, Röntgenbilder, Fotos, PAR-Befunde, Funktionsbefunde und dergleichen mehr. In einem Gespräch sollte der Arzt auch die Wünsche und Vorstellungen seiner Patienten erfragen, bevor er das Behandlungskonzept erstellt.

Alternative Behandlungsmöglichkeiten

- Im Anschluss werden die Patientenunterlagen im Rahmen der **Auswertung und Planung** von dem behandelnden Arzt in Ruhe und ohne Zeitdruck ausgewertet. Es werden sinnvolle und mögliche Therapiemaßnahmen ausgearbeitet und ein ganz individuelles Behandlungskonzept für den jeweiligen Patienten entwickelt. Dabei sollten stets alternative Behandlungsmöglichkeiten in Erwägung gezogen werden.

Ruhige und ungezwungene Atmosphäre

- Das anschließende **Beratungsgespräch** sollte in einer ruhigen und ungezwungenen Atmosphäre geführt werden. Dabei wird dem Patienten das Behandlungskonzept erläutert. Der Arzt könnte ein Demonstrationsmodell zur Veranschaulichung des Eingriffs mitbringen und weiteres Informationsmaterial vorbereiten. Außerdem sollte er keinen Monolog halten, so wenige Fremdwörter wie möglich verwenden und darauf achten, den Patienten nicht zu überfordern.

Im Idealfall endet dieses Gespräch mit einer schnellen Einigung über das Behandlungskonzept. Dann werden alle erforderlichen Unterlagen für die Gesamtbehandlung gesammelt, gelistet und an den Patienten weitergeleitet. Im Einzelnen sind das:

- der Terminplan,
- der Kostenvoranschlag,
- die Kopie des Behandlungsplanes,
- die individuelle Informationsmappe.

Ein Tipp aus der Praxis

Es hat sich bewährt, für ausnahmslos alle praxistypischen Behandlungsfälle standardisierte Ablaufschemata zu entwickeln (Abb. 1: Prozessablauf am Beispiel einer Parodontosebehandlung). Für den Arzt und seine Mitarbeiterinnen ist es eine große Erleichterung, wenn die Behandlungen immer nach dem gleichen Konzept ablaufen, also standardisiert werden. Dadurch ist gewährleistet, dass auch neue oder wenig geübte Helferinnen und Auszubildende mit dem Patienten Terminpläne erstellen können und wissen bei welcher Behandlungsstufe der Patient gerade angelangt ist. Insbesondere neue zahnärztliche Mitarbeiter sind dankbar, wenn sie ein klares, reproduzierbares Behandlungsschema erhalten.

Behandlungsqualität beruht nicht auf Einzelaktionen

Behandlungsqualität beruht nicht auf Einzelaktionen. Ein optimales Behandlungsergebnis kann nur durch ein gut durchdachtes Behandlungskonzept erzielt werden. Im Gespräch mit dem Patienten wird auf dessen Ängste und Wünsche eingegangen, eine Planung und ein systematischeres Ablaufschema erstellt. Aufgrund der hohen Transparenz jeder Behandlungmaßnahme können alle nötigen Vorbereitungen immer im Vorfeld getätigt werden, und die Behandlung verläuft reibungslos. Das Ergebnis ist eine gut organisierte und funktionierende Zahnarztpraxis, in der Patient und Arzt gleichermaßen zufrieden sind.

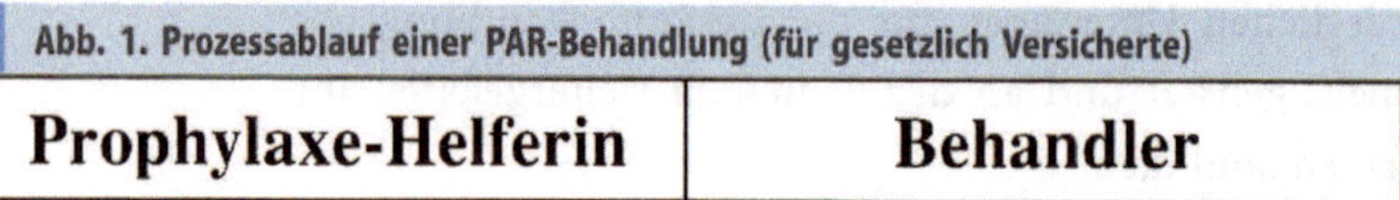

Abb. 1. Prozessablauf einer PAR-Behandlung (für gesetzlich Versicherte)

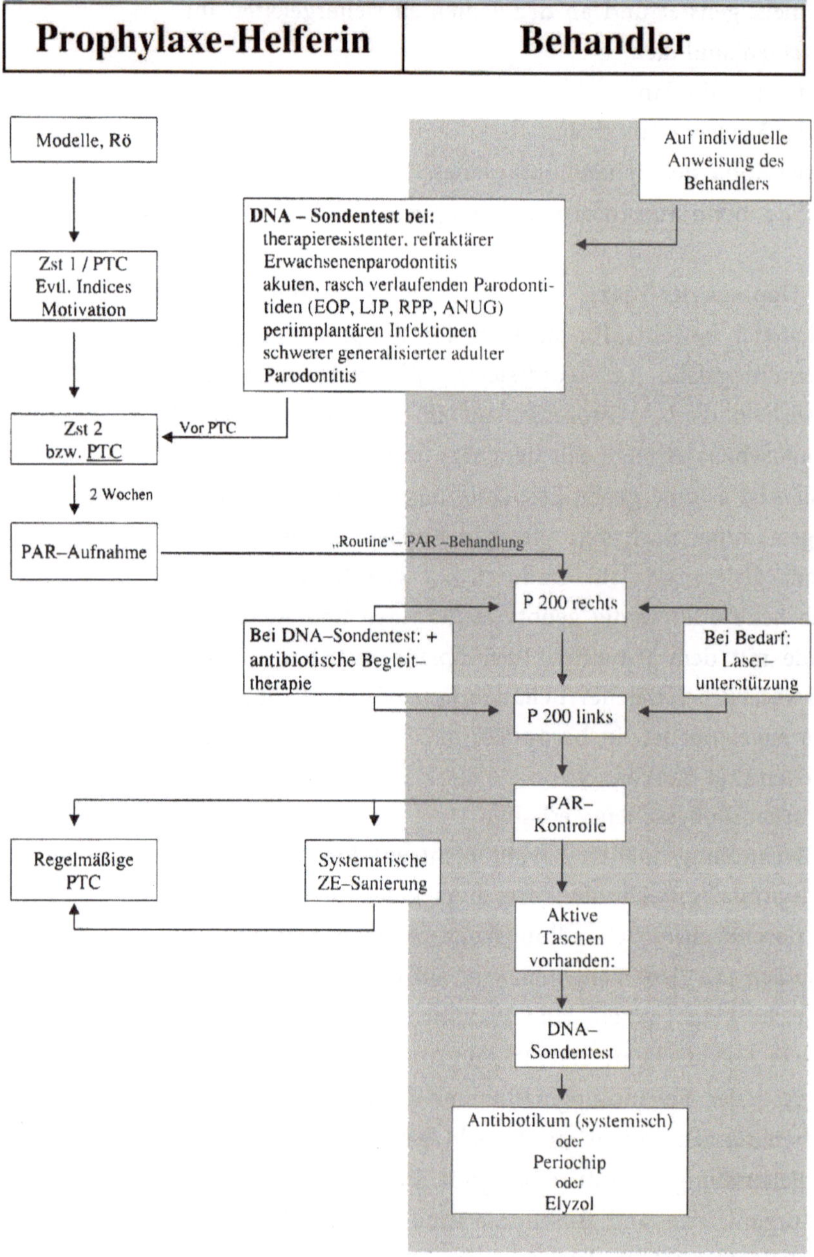

Prophylaxe-Helferin
Behandler
Modelle, Rö
Auf individuelle Anweisung des Behandlers
DNA – Sondentest bei:
therapieresistenter, refraktärer Erwachsenenparodontitis
akuten, rasch verlaufenden Parodontitiden (EOP, LJP, RPP, ANUG)
periimplantären Infektionen
schwerer generalisierter adulter Parodontitis
Zst 1 / PTC
Evtl. Indices
Motivation
Zst 2
bzw. PTC
Vor PTC
2 Wochen
PAR–Aufnahme
„Routine"– PAR –Behandlung
P 200 rechts
Bei DNA–Sondentest: + antibiotische Begleit–therapie
Bei Bedarf: Laser–unterstützung
P 200 links
PAR–Kontrolle
Regelmäßige PTC
Systematische ZE–Sanierung
Aktive Taschen vorhanden:
DNA–Sondentest
Antibiotikum (systemisch)
oder
Periochip
oder
Elyzol

Beschwerdemanagement erfolgreich eingesetzt – eine besonders effiziente Form der Patientenbindung

2 11

Helmut Börkircher

„Wir sind eine patientenorientierte Zahnarztpraxis. Unsere Arbeit zahlt der Patient oder zumindest zu wesentlichen Teilen. Ihm dienen wir." „Wir hören auf unsere Patienten und lernen von ihnen." „Die Patienten entscheiden über unseren Erfolg im Wettbewerb." „Im Mittelpunkt all unserer Handlungen steht der Patient."

Solche oder ähnliche Formulierungen sind vielfach in Unternehmensleitbildern bzw. in abgewandelter Form in Praxisleitbildern zu lesen. Auf eine konsequente Umsetzung dieser Vorsätze trifft man im Praxisalltag allerdings selten. So werden Kundenbindungsprogramme und das Kundenbeziehungsmanagement gerne als schlagkräftige Marketingstrategien eingesetzt, um Neukunden bzw. neue Patienten zu gewinnen. Viel Mühe und Geld stecken oftmals in den Praxishochglanzbroschüren, die den eigenen und potenziellen Stammpatienten von der Leistungsfähigkeit der eigenen Praxis, den Servicevorteilen und vielem mehr überzeugen sollen.

Februar 2003

Kundenbindung statt Neukundenwerbung

Angesichts der Tatsache, dass diese Offensivstrategie von vielen Kollegen in verschiedenen Varianten angewandt wird, führt diese Art der Kundenwerbung immer weniger zum Erfolg. Anstatt der Neukundengewinnung bzw. der Neupatientengewinnung erlangt daher das Ziel der Kundenbindung eine immer stärkere Bedeutung für die Existenzsicherung der Praxis. Was sich hinter dieser Strategie im Praxismarketing verbirgt, lässt sich zunächst kurz mit den Schlagwörtern Patientenbindung, Patientenweiterempfehlung, Beziehungsmanagement und Customer Relationship Management beschreiben.

Das „Beschwerdemanagement" nimmt in allen diesen Formen der Kundenbindung eine zentrale Rolle ein, denn:

> In keiner Situation ist die Beziehung zum Kunden so stark gefährdet, wie im Augenblick der Beschwerde.

Begeistern Sie Ihre Kunden durch die lösungsorientierte Behandlung der Beschwerde

Auf Beschwerden richtig reagieren, Eskalationen mit Kunden/Patienten vermeiden, Patientenabwanderungen verhindern, die Beschwerde als Chance zur Patientenbindung zu nutzen, den Kunden sogar durch eine engagierte, lösungsorientierte Beschwerdebehandlung zu begeistern, dies alles soll auf den folgenden Seiten behandelt werden.

Ausgehend von den wesentlichen Einflussfaktoren auf das Beschwerdeverhalten der Konsumenten sollen die Konsequenzen für eine Beschwerdebehandlung sowie die Patientenzufriedenheit und -begeisterung erläutert und damit neue Wege zur Patientengewinnung und Patientenbindung aufgezeigt werden. Das Beschwerdeverhalten wird dabei von der Konsumentenebene auf die Ebene des Konsumenten als Nachfrager zahnärztlicher (Dienst-)Leistungen transformiert und unterstellt, dass sich das Beschwerdeverhalten des Konsumenten von Gütern und Dienstleistungen grundsätzlich nicht vom Beschwerdeverhalten des Patienten in einer Zahnarztpraxis unterscheidet. Dies dürfte in wesentlichen Bereichen zutreffend sein, ist jedoch bislang noch nicht empirisch überprüft worden.

Grundlagen des Beschwerdemanagements 2 11 01

Der Begriff „Beschwerde"

Die mit den Beschwerden verbundenen Intensionen sind unterschiedlich

In diesem Beitrag sollen unter dem Begriff „Beschwerde" die verschiedenen Formen der Artikulation von Unzufriedenheit, gegenüber der Zahnarztpraxis als Unternehmen, gegenüber einer Person, sei es der Behandler oder die Helferin, gegenüber einer Leistung, sei sie zahnmedizinischer Art, eine Serviceleistung oder aber organisatorischer Natur verstanden werden. Je nach dem Zeitpunkt der Beschwerdeäußerung und den situationsspezifischen Merkmalen, können die stets mit Beschwerden verbundenen Intensionen der Patienten variieren.

Wird die Beschwerde noch während eines Behandlungsprozesses geäußert, was sich grundsätzlich bei personenbezogenen Dienstleistungen aufgrund der Interaktion zwischen Behandler, Helferin, ZMF und dem Patienten anbietet, so wird in erster Linie die Absicht verfolgt, auf einen aus Sicht des Patienten kritikwürdigen Sachverhalt aufmerksam zu machen und dessen Verbesserung zu bewirken. Diese Art der Beschwerde lässt sich leicht lösen. Anders sieht es aus, wenn der Patient die Beschwerde nach erfolgter Leistung äußert und Wiedergutmachung für erlittene Beeinträchtigungen wünscht. Bei „Beschwerden", die Patienten nach erfolgter Leistungserbringung durch den Zahnarzt artikulieren, handelt es sich oftmals um Reklamationen. Reklamationen sind jene Arten von Beschwerden, bei denen Patienten ihre Beanstandungen an Produkt oder Dienstleistung mit kaufrechtlichen Forderungen versehen. Diese können dann ggf. juristisch durchgesetzt werden.

Typische Beschwerde: Unfreundlichkeit am Telefon

Typische Beschwerden sind solche, die vor oder während des Prozesses der Leistungserbringung artikuliert werden und sich auf organisatorische Schwächen wie Terminüberschreitungen, Wartezeiten, unklare Rechnungsstellung etc. beziehen oder aber kommunikativer Art sind. Zu letzteren zählt z. B. auch Unfreundlichkeit am Telefon.

> Als gemeinsame Intention der Beschwerdeäußerungen kann die Wiederherstellung der Patientenzufriedenheit festgehalten werden; diese wird je nach Beschwerdesituation und Beschwerdezeitpunkt durch unterschiedliche Maßnahmen erzielt.

Als Maß für die Erfüllung der Beschwerdeerwartungen hat sich in Deutschland der Begriff der „Beschwerdezufriedenheit" in der wissenschaftlichen Literatur durchgesetzt. Die Beschwerdezufriedenheit wird als zentrale Größe betrachtet, die einen nachhaltigen Einfluss auf das zukünftige Kauf- und Kommunikationsverhalten des Kunden ausübt. Sie ist auch eine Schlüsselvariable bei der Umsetzung beziehungsorientierter Marketingkonzepte.

Definition des Beschwerdemanagements

Beschwerden lassen sich nur im Rahmen eines effektiven Kommunikationsmanagements lösen

Wo Menschen arbeiten, passieren Fehler. Über Fehler eines Unternehmens äußern Kunden ihren Ärger. Sie tun dies entweder gegenüber Dritten oder gegenüber dem Unternehmen selbst. Am Ärger des Kunden ändert sich auch dann nichts, wenn ein Unternehmen von diesem Ärger nichts erfährt oder ihn ignoriert. Die Gründe für die Unzufriedenheit des Kunden zu kennen und den Ärger abzubauen oder aufzulösen, ist Aufgabe des Beschwerdemanagements, das nur im Rahmen eines effektiven Kommunikationsmanagements möglich ist.

Beim aktiven Beschwerdemanagement steht der vorbeugende Charakter im Vordergrund

In Anlehnung an den allgemeinen Managementbegriff umfasst das Beschwerdemanagement die Planung von, die Entscheidung über, die Durchführung und die Kontrolle aller Maßnahmen, die eine Praxis im Zusammenhang mit Beschwerden ergreifen kann. Das Beschwerdemanagement kann dabei weiter differenziert werden, nämlich in ein institutionelles Beschwerdemanagement („Wer ist bei uns für Beschwerden der Patienten zuständig?") und in ein prozessuales Beschwerdemanagement („Wie werden bei uns Beschwerdeprozesse gelöst?"), das die verschiedenen Schritte der Beschwerdeannahme, der Beschwerdebearbeitung bis hin zur Kontrolle der „Beschwerdelösung" beinhaltet. Zum Teil ist dieser Prozess vom Kunden direkt wahrnehmbar, zum Teil auch nur indirekt. Schließlich kann das Beschwerdemanagement auch danach unterschieden werden, ob es aktiv oder reaktiv ausgerichtet ist. Während das reaktive Beschwerdemanagement in erster Linie auf eingehende Kundenbeschwerden reagiert und somit auf die Behandlung von einzelnen Beschwerdefällen ausgerichtet ist, steht beim aktiven Beschwerdemanagement der vorbeugende Charakter im Vordergrund. Hier kann das Beschwerdemanagement zum Bestandteil des Patientenzufriedenheitsmanagements entwickelt werden. Ein solche proaktives Konzept dient dann der Verwirklichung einer patientenorientierten Praxisführung, indem es neben den akuten auch die potenziellen Unzufriedenheiten zu erfassen sucht. Das Konzept des Beschwerdemanagements steht in engem Zusammenhang mit der Servicepolitik und ist als Bestandteil des Qualitätsmanagements einer Praxis zu verstehen.

Das Beschwerdemanagement ist ein Element des Nachkaufmarketings. Es wird mit dem Ziel betrieben, Kundenklagen nicht als leidiges Übel, sondern als Chance zu begreifen, offenkundig vorhandene Missstände eines Unternehmens/einer Praxis abzustellen, indem die Beschwerden der Kunden/Patienten systematisch gesammelt und ausgewertet werden. In dieser Form muss ein effizientes Beschwerdemanagement dann ein aktives Beschwerdemanagement sein.

Beschwerden sollten als Chance für Verbesserungen verstanden werden

Empirische Untersuchungen zeigen, dass die Akzeptanz, ein aktives Beschwerdemanagement zu betreiben, in der Praxis bisher eher zögerlich verläuft. Dies mag damit zusammenhängen, dass das hiermit verbundene Erfolgspotenzial (z. B. Umsatzsteigerung durch Kundenbindung, positive Mund-zu-Mund-Propaganda, Aufdecken interner Fehlerquellen, Gewinnung neuer Patienten durch unmittelbare Weiterempfehlung, Ausweitung des A-Patientenstammes etc.) nur sehr schwer zu quantifizieren ist, während die vom Beschwerdemanagement verursachten Kosten (Reparatur, Gewährung von Geschenken etc.) relativ genau erfasst werden können. Zusätzliche Widerstände ergeben sich auch dadurch, dass Beschwerden häufig noch als unangenehm empfunden und hohe Beschwerderaten als negativer Imagefaktor interpretiert werden und weniger als Chance zur Verbesserung. Bedenkt man aber, dass ein unzufriedener Kunde bis zu 16 weiteren Personen von seinen negativen Erfahrungen erzählt, dann wird der Stellenwert eines funktionierenden Beschwerdemanagements offenkundig. Unzufriedene Kunden stellen nämlich hinsichtlich ihres Beschwerdeverhaltens ein großes Gefährdungspotenzial dar, da sie sich nicht nur beschweren und möglicherweise abwandern, sondern darüber hinaus auch negative Werbung betreiben. Bei den Kunden, die sich trotz Unzufriedenheit zunächst nicht beschweren, handelt es sich aber nicht mehr um loyale Stammkunden, da sie bei einer entsprechenden Möglichkeit zu einem anderen Unternehmen abwandern werden (Abb. 1).

Abb. 1. Das Verhalten unzufriedener Kunden/Patienten

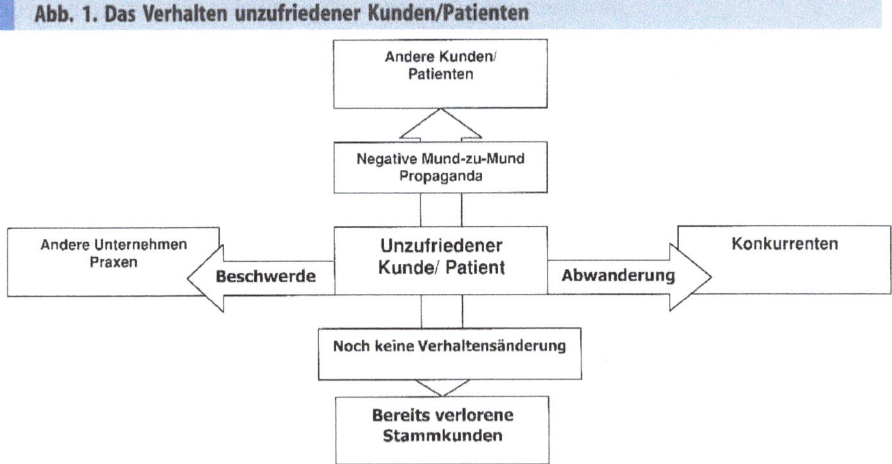

Vorteile des Beschwerdemanagements

- Die Praxis erhält kostenlos Informationen über ihre Leistungensdefizite
- Diese Defizite können, richtig analysiert, helfen, Kosten einzusparen
- Die Praxis verhält sich kunden- bzw. patienten-orientiert
- Aus unzufriedenen oder weniger zufriedenen Patienten werden zufriedene Patienten, die die Praxis längerfristig an sich binden kann

Die Patientenbindung als Zielsetzung des Beschwerdemanagements

2 11 02

Die dauerhafte Kundenbeziehung steht im Mittelpunkt der Marketinganstrengungen

Die dauerhafte Kundenbeziehung als entscheidender Faktor für den unternehmerischen Erfolg wird mit zunehmender Wettbewerbsintensität, abnehmender Kundenloyalität infolge tendenzieller Überangebote auf Käufermärkten, steigenden Kosten der Kundenneugewinnung und einem wachsenden differenzierten Nachfrageverhalten heute in den Mittelpunkt der Marketinganstrengungen gestellt. Tendenziell gelten diese Feststellungen auch für den Gesundheitsmarkt und damit auch für das Verhältnis von Patient als Nachfrager und Praxis als Anbieter medizinischer Leistungen im weitesten Sinne. Die Patientenbindung ist dabei nicht das einzige oder unmittelbare Ziel des Beschwerdemanagements, sondern sie stellt sich als Endziel aller im Rahmen des Beschwerdeprozesses ergriffenen Maßnahmen dar.

Um eine langfristige und stabile Patientenbeziehung zu erreichen, müssen zunächst verschiedene Teilziele verwirklicht werden, aus der sich dann eine Bindung des Patienten an die Praxis ergibt. Selbstverständlich wird eine Praxis im Rahmen des aktiven Beschwerdemanagements auch die Frage zu beantworten haben, inwieweit ein selektives Beschwerdemanagement für (gewünschte und ungewünschte) Patienten zusätzlich Berücksichtigung finden soll.

Der Zusammenhang zwischen Zufriedenheit und Patientenbindung

Leistungszufriedenheit bestimmt den Grad der Patientenloyalität

Die (Beschwerde-)Zufriedenheit kann als eine Schlüsselgröße im Aufbau der Patientenbindung betrachtet werden, denn sie hat maßgeblichen Einfluss sowohl auf die verschiedenen Parameter des Patientenverhaltens als auch auf die empfundene Leistungszufriedenheit des Patienten, welche wiederum maßgeblich als Hauptdeterminante für eine dauerhafte Patientenloyalität gilt. Nimmt man als Kriterien für die Patientenloyalität wiederholte Leistungs- und Kommunikationsbeziehungen zwischen Patient und Praxis oder positive Meinungsäußerungen des Patienten über die Praxis an, dann lässt sich der Zusammenhang

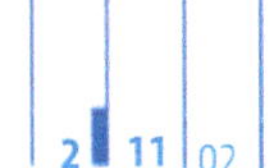

zwischen Patientenbindung und Beschwerdezufriedenheit auch an Folgewirkungen verdeutlichen.

Positive Erlebnisse werden thematisiert und führen zu positiver Mundpropaganda

Beschwerdezufriedenheit beeinflusst das Kommunikationsverhalten der Beschwerdeführer dahingehend, dass besonders positive Erlebnisse in persönlichen Gesprächen thematisiert werden und damit zu positiver Mundpropaganda führen. Solche Meinungsäußerungen können als Indiz für die Loyalität des Patienten gegenüber der Praxis betrachtet werden, was den Zusammenhang zwischen Beschwerdezufriedenheit und Patientenzufriedenheit unterstreicht.

Positive Mundpropaganda kann auch dazu führen, dass im Bekannten- und Freundeskreis des Patienten positive Signale für einen Wechsel der Zahnarztpraxis gesetzt werden, insbesondere in solchen Situationen, in denen Bekannte und Freunde mit ihrer bisherigen Praxis unzufrieden sind.

Die Bedeutung der Patientenbindung aus betriebswirtschaftlicher Sicht

Die Patientenbindung bietet einer Praxis sowohl ökonomische als auch strategische Wettbewerbsvorteile und wird damit zu einer wichtigen betriebswirtschaftlichen Zielgröße des Praxiserfolgs:

- Zufriedene, loyale Patienten kommunizieren ihre Zufriedenheit in ihrem persönlichen Umfeld und führen damit für die Praxis eine kostenlose Werbung durch. Dem mündlichen Meinungsaustausch wird gerade im Dienstleistungsbereich eine besondere Bedeutung und Glaubwürdigkeit geschenkt, da der mündliche Informationsaustausch als Ausgleich für mangelnde objektive Qualitätskriterien gilt. Besonders wichtig ist diese Form der Weiterempfehlung im persönlichen Umfeld, da dort die Glaubwürdigkeit der Information am höchsten ist.

Gerade zufriedene und begeisterte Beschwerdeführer zeichnen sich durch eine besonders hohe Loyalität gegenüber der Praxis aus

- Patienten, die in einer gefestigten Beziehung zu ihrer Praxis stehen, sind unsensibler für „Akquisen“ anderer Praxen. Gerade die zufriedenen und begeisterten Beschwerdeführer zeichnen sich durch eine besonders hohe Loyalität gegenüber Praxis, Praxismitarbeitern und Behandler aus. Andere Praxen können nur sehr schwer in diese stabilen Patienten-Zahnarzt-Verhältnisse eindringen und Neukunden gewinnen. Dieser Aspekt mag zwar im Moment noch keinen großen Stellenwert besitzen, kann diesen jedoch in Zukunft einnehmen, wenn neue Formen des Praxisauftrittes an Bedeutung gewinnen, z. B. der Auftritt im Internet.
- Weitere Bedeutung erlangt die Patientenbindung in Bezug auf die Ertragszielsetzungen. Aus Untersuchungen in verschiedenen Dienstleistungsbereichen weiß man, dass schon durch eine Steigerung der Wiederbehandlungsrate um 5% Ertragssteigerungen zwischen 25 und 125% erzielt werden können. Dies ist darauf zurückzuführen, dass sich begeisterte Patienten wesentlich aufgeschlossener gegenüber neuen und ergänzenden Leistungen verhalten, z. B. der Prophylaxe und der professionellen Zahnreinigung, und viel konsequenter einen Recall-Termin wahrnehmen als andere Patienten. Diese Patienten sind in der Regel auch weniger preissensibel und begrüßen bzw. akzeptieren außervertragliche Leistungen. Sie sind darüber hinaus auch wesentlich weniger servicekritisch. Einen Fehler entschuldigen sie in der Regel eher als der Durchschnittspatient.
- Weiterhin können durch die Konzentration der Marketingstrategie auf die Patientenbindung Kosten eingespart werden, die sowohl für die Wiedergewinnung verlorener

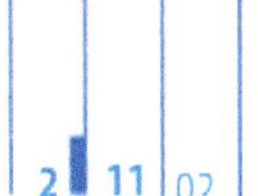

Patientenbeziehungen als auch für die Gewinnung neuer Patienten auftreten würden. So werden allgemein hin die Aufwendungen für die Akquisition neuer Kunden bis zu 5-mal höher als solche für die Aufrechterhaltung eines bestehenden Verhältnisses eingeschätzt.

Bedarfs- und Nachfragetrends werden frühzeitig erkannt

Außerhalb der ökonomischen Betrachtung kann vermerkt werden, dass innerhalb gefestigter Patientenbeziehungen ein besserer Informationsaustausch zwischen Patient und Zahnarztpraxis stattfindet. Werden diese Informationen von Seiten der Praxis genutzt, um frühzeitig eine Veränderung des Bedarfs- und Nachfragetrends aufzudecken, so stellt die Patientenbindung einen wichtigen Bestandteil bei der Stärkung der Wettbewerbsvorteile dar.

Abbildung 2 verdeutlich nochmals die Zusammenhänge zwischen Beschwerdemanagement, Kundenorientierung und den Wettbewerbsvorteilen, welche auf diesem Weg erzielt werden können.

Abb. 2. Beschwerdemanagement, Kundenorientierung und Wettbewerbsvorteile

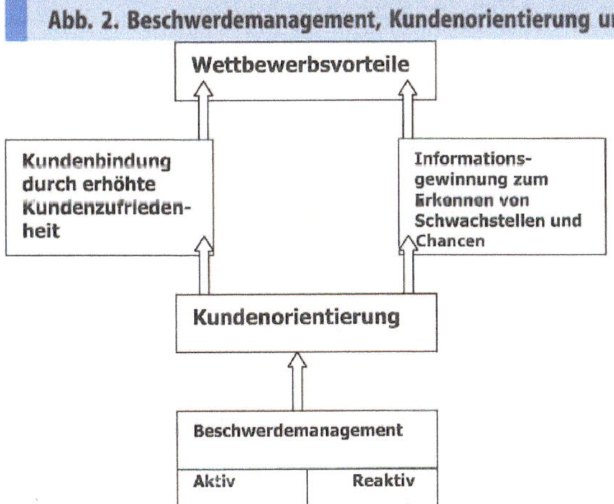

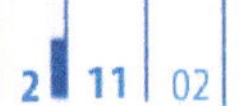

Patientenbezogene Einflussfaktoren der Beschwerdezufriedenheit

Wer die Faktoren des Beschwerdeverhaltens kennt, kann sie beeinflussen

In der Beschwerdeforschung haben sich verschiedene Determinanten herauskristallisiert, die das Beschwerdeverhalten der Kunden/Patienten fördern oder hemmen. Diese Determinanten zu kennen und bei der Ausgestaltung des Beschwerdemanagements in der eigenen Praxis zu berücksichtigen, sind wichtige Voraussetzungen für dessen späteren Erfolg. Interessant sind dabei vor allem jene Faktoren, auf die das Unternehmen in seiner Art der Beschwerdebehandlung Einfluss nehmen kann. Hierzu hat insbesondere Thorsten Henning-Thurau in seinem State-of-the-Art-Aufsatz der Beschwerdezufriedenheitsforschung einen umfassenden Überblick über die Determinanten der Beschwerdezufriedenheit gegeben und deren jeweilige Bedeutung für das Zufriedenheitsurteil der Konsumenten abgeschätzt.

Für die Beschwerdezufriedenheit üben demnach nachstehende Faktoren einen mehr oder weniger großen Einfluss aus:

- Soziodemographische Patientenmerkmale (insbesondere das Alter des Beschwerdeführers)
- Psychographische Merkmale
  Sie werden höher eingeschätzt als soziodemographische Merkmale. Zu ihnen zählen:
  - *Die allgemeine Beschwerdeeinstellung.* Hierbei wird angenommen, dass Patienten mit positiven Beschwerdeeinstellungen ein höheres Maß an Beschwerdezufriedenheit empfinden als skeptische Beschwerdeführer.
  - *Die produkt- bzw. dienstleistungsbezogene Unzufriedenheit.* Hierbei wird angenommen, dass ein bestimmtes Maß an produkt- bzw. dienstleistungs-

bezogener Unzufriedenheit zumeist als Voraussetzung für die Einleitung von Beschwerdemaßnahmen angesehen wird.

— *Die Häufigkeit der Probleme des Beschwerdeführers mit der Praxis.* Eine Vielzahl erlebter Probleme steigert den Grad der Verärgerung des Patienten und erschwert das Erreichen hoher Beschwerdezufriedenheitswerte. In dieser Hinsicht sollten insbesondere organisatorische „Schlampereien" innerhalb einer Praxis nicht dazu führen, dass sich automatisch ein Beschwerdepotenzial aufbaut.

— Von den bisherigen *Beschwerdeerfahrungen* des Beschwerdeführers wird ebenfalls ein negativer Einfluss auf die Beschwerdezufriedenheit erwartet. Umfangreiche individuelle Beschwerdeerfahrungen können mit einer tendenziell niedrigen Beschwerdezufriedenheit einhergehen. Die Frage allerdings ist, ob die Praxis solche Querulanten überhaupt will!

Februar 2003

Konsequenzen für das Beschwerdemanagement zur Erzeugung von Patientenbindung

2 11 03

Beschwerdestimulierung als wichtiger Ausgangspunkt

Jede Beschwerde ist als Spitze eines Eisberges zu betrachten

Ein Großteil der Patienten beschwert sich nicht, wie aus den vorangegangenen Ausführungen deutlich wurde. Aufgrund der niedrigen Beschwerderaten ist ferner davon auszugehen, dass die tatsächlich geäußerten Beschwerden bereits eine Selektion durchlaufen haben und sich nur diejenigen Patienten beschweren, die den Mangel als sehr gravierend empfinden.

Jede Beschwerde kann damit als die Spitze eines Eisberges betrachtet werden, unter welcher sich ein hohes

Potenzial an nicht geäußerter Unzufriedenheit verbirgt. Gleichzeitig ist jedoch ein umfangreiches Meinungsbild bezüglich der Praxisleistungen besonders wünschenswert, denn nur wenn auch „Kleinigkeiten" geäußert werden, hat die Praxis die Chance, diese Gegebenheiten zu ändern und damit über ein patientenorientiertes Qualitätsniveau die Voraussetzung für Patientenbindung zu schaffen.

Beschwerdebarrieren müssen abgebaut werden

Die Praxis als Dienstleistungsunternehmen sollte daher bemüht sein, einen größeren Teil der „schweigsamen", unzufriedenen Patienten zur Äußerung von Beschwerden zu bewegen, natürlich nur sofern solche auch tatsächlich anliegen. Hierzu ist es erforderlich, jene spezifischen Kommunikations- und Beschwerdebarrieren, die den Patienten an der Äußerung seiner Unzufriedenheit hindern, abzubauen. „Sagen Sie es uns, wenn Sie mit uns unzufrieden sind", ist zwar eine Aufforderung im oben genannten Sinne, ob sie jedoch ihre volle Wirkung als Beschwerdestimulans entfaltet, ist eher zweifelhaft. Der Briefkasten, der Fragebogen im Rahmen einer regelmäßig durchgeführten Patientenbefragung oder der direkte Eindruck, den das Team einschließlich des Behandlers spontan vom Patienten gewinnt, sind vielleicht bessere Indikatoren dafür, ob der Patient zufrieden ist oder nicht.

Jede Praxis muss ihren eigenen Weg zur Erfassung der Beschwerden finden

Grundsätzlich können mündliche, schriftliche oder telefonische Beschwerdewege eingerichtet werden. Welcher Weg der geeignetste ist, um Patientenbeschwerden möglichst aktuell zu erfassen, eine schnelle Bearbeitung zu gewährleisten und auch patientennahe Lösungen zu generieren, dürfte von Praxis zu Praxis und von Zielgruppe zu Zielgruppe differieren.

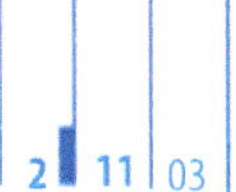

In einer Praxis als kleiner Dienstleistungseinheit verspricht wohl die Intensivierung des mündlichen Beschwerdeweges sowohl die größte Patientennähe als auch die beste Möglichkeit, möglichst schnell und präzise zu zufriedenstellenden Lösungen zu kommen.

Das Äußern der Beschwerde muss erleichtert werden

Im Rahmen der Beschwerdestimulierung ist ein Umfeld zu schaffen, das es dem Patienten leicht macht, seine Unzufriedenheit in mündlicher oder schriftlicher Form gegenüber dem Mitarbeiter oder Behandler zu äußern, damit schnell und praxisnah Maßnahmen zur Leistungsverbesserung eingeleitet werden können. Hierzu sind in erster Linie im Wartezimmer oder zur Mitnahme nach Hause geeignete Bewertungsbögen zur Verfügung zu stellen oder auch die Möglichkeit der direkten Ansprache zu schaffen. Eine Zahnarztpraxis hat das Prinzip der persönlichen Zuständigkeit von Helferinnen für Patienten eingeführt. Die Durchwahl der Helferin (Handy-Nummer) steht auf der Praxisvisitenkarte, und der Patient kann diese Helferin stets während der Arbeitszeit erreichen oder auch auf ihre Mail-Box sprechen und somit mit ihr, auch über Beschwerden, kommunizieren. Es sind Hinweisschilder im Wartezimmer und in den Behandlungsräumen denkbar, auf denen der Patient aufgefordert wird, sofort, wenn er einen Grund zur Unzufriedenheit hat, dies zu sagen. Für die Phase nach erbrachter Dienstleistung ist es auch möglich, dass Zahnärzte auf ihrer Homepage im Internet Möglichkeiten zur Patientenkritik einrichten. Selbstverständlich sollte dem Patienten auch die Möglichkeit gegeben werden, Lobenswertes oder Verbesserungsvorschläge auf der Praxis-Internetseite unterzubringen. Durch derartige

Maßnahmen und Einrichtungen entsteht eine offene Kommunikationsstruktur der Praxis.

Der „Smalltalk" liefert häufig mehr Informationen als offizielle Fragen

Neben diesen eher passiven Formen der Aufforderung zur Meinungsäußerung ist es gerade im Dienstleistungsbereich besonders wirksam, die Patienten aktiv nach ihrer Zufriedenheit zu befragen. Anstatt routinierte zu fragen „Ist alles in Ordnung?" oder überhaupt keine Fragen zu stellen, sollten die Einzelkontakte zwischen Helferinnen und Patienten genutzt werden, um je nach Situation offene und situationsbezogene Gespräche zu führen. Der „Smalltalk" liefert häufig mehr und ehrlichere Informationen als offizielle Fragen. Zudem bietet diese Form der Beschwerdestimulierung die einmalige Möglichkeit, die viel zitierte Patientennähe tatsächlich herzustellen und damit einen entscheidenden Schritt in Richtung Kundenbindung zu gehen.

Eine solche Form der Kommunikationsstruktur, die über das bloße Fragen zur Beschwerdestimulierung hinaus geht, stellt hohe soziale Anforderungen an die Mitarbeiter im Patientenkontakt und -umgang. Es müssen dazu Kommunikationsbarrieren abgebaut und dem Mitarbeiter eine vielseitige Kompetenz vermittelt werden, die ihn auf fachlicher und sozialer Ebene befähigt, mit negativen Meinungsäußerungen umzugehen.

Mitarbeitertraining zur Kompetenzsteigerung in Beschwerdesituationen

Für einen erfolgreichen Beschwerdeverlauf ist es wichtig, wie der erste Kontakt zwischen dem unzufriedenen Patienten und dem Mitarbeiter verläuft. Die Praxismitarbeiter haben durch ihr Verhalten einen wesentlichen Einfluss darauf, ob aus der in dieser Situation gefährdeten Kun-

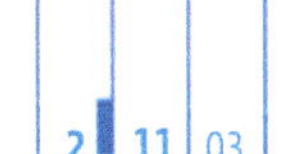

denbeziehung eine stabile und loyale Partnerschaft entstehen kann.

Beschwerden sind häufig mit Attributen, wie „unangenehm", „lästig", „zeitraubend" oder gar „ungerechtfertigt" behaftet. Um diese Vorurteile oder Fehleinschätzungen zu beseitigen, sind interne Marketingmaßnahmen notwendig, um die Bedeutung eines Beschwerdemanagements allen Mitarbeitern in der Praxis zu verdeutlichen. Themenschwerpunkte für mögliche Trainings, die „neben der Arbeit" ablaufen sind z. B.:

- Informationsveranstaltung über die Bedeutung eines aktiven Beschwerdemanagements und seine Bedeutung für die Einrichtung einer dauerhaften Patientenzufriedenheit (3–4 Stunden),
- Vermittlung von fachlicher und psychosozialer Kompetenz bei der Beschwerdeannahme (allgemein 2 Stunden; individuell zwischen 2 bis 6 Stunden),
- Verhaltenstraining bei der Annahme von Beschwerden (individuell),
- Vermittlung der Ziele und Einstellungen der Praxis in Bezug auf eingehende Patientenbeschwerden, um ein konsistentes Verhalten der gesamten Belegschaft zu sichern.

Die Mitarbeiter müssen die Beschwerde als Chance zur Leistungsverbesserung erkennen

Es kommt ganz wesentlich darauf an, dass die Mitarbeiter vor der Vermittlung konkreter Kompetenzen und Fähigkeiten im Umgang mit Patienten ihre Einstellung zu Beschwerden verändern. Nur wenn der Mitarbeiter auch die Beschwerde als Chance zur Leistungsverbesserung und Patientenbindung sieht, kann er sich offen und interessiert gegenüber einem kritisierten Sachverhalt zeigen und sich damit auch einem konstruktiven Gespräch mit dem Patienten stellen oder ein solches selbst initiieren.

Empirische Erfahrungen belegen, dass eine besonders starke Verärgerung des Patienten dann eintritt, wenn der Mitarbeiter unangemessen, unfreundlich oder gar abweisend auf die Reaktionen des Patienten reagiert. Verärgerungen, die sich auf solche Erlebnisse beziehen, werden als schwerwiegender empfunden als der eigentliche Beschwerdegrund. Die Grundlage für weitere Maßnahmen sollte demnach die eingehende Schulung der Mitarbeiter hinsichtlich ihrer Verantwortung und ihres Einflusses auf den Beschwerdeablauf sein.

Ein weiterer wichtiger Punkt im Rahmen der Mitarbeiterschulung ist die Vermittlung der fachlichen und psychosozialen Kompetenzen. Die Mitarbeiter sollten in die Lage versetzt werden, evtl. vorhandene Aggressionspotenziale der Patienten zu kompensieren und durch eine geeignete Gesprächsführung abzubauen. Eine konkrete Problemlösung wird erst dann möglich sein, wenn es den Mitarbeitern gelingt, sensibel auf die Kundenbedürfnisse einzugehen und daran anschließend eine konkrete und situationsbezogene Lösung vorzuschlagen.

Die Beschwerdezufriedenheit wird vom Patienten auch an der Schnelligkeit beurteilt, mit der auf eine Beschwerde seitens der Praxis reagiert wird. Möglichkeiten, um eine besonders schnelle Bearbeitung der Beschwerde zu gewährleisten, sind die Maßnahmen des Empowerments und des Complaint Ownership.

Das Complaint Ownership will lange und informationsverzerrende Beschwerdebearbeitungen vermeiden

Das Prinzip des Complaint Ownership beinhaltet die Idee, dass das „Eigentum" an der Beschwerde jener Mitarbeiter besitzt, der als erstes das Patientenproblem wahrnimmt bzw. von diesem mit seinem Problem konfrontiert wurde. Durch dieses Prinzip soll gewährleistet werden, dass das Problem nach Möglichkeit durch den ersten Ansprechpartner gelöst wird. Sofern das Problem in den Kompetenzbereich des Mitarbeiters fällt, ist dieser auch angehalten eine Lösung selbständig herbeizuführen. Ist dies nicht der Fall hat er das Problem an einen fachkompetenten Mitarbeiter oder den Vorgesetzen weiterzuleiten. Das Complaint Ownership will lange und informationsverzerrende Beschwerdebearbeitungen auf diese Art vermeiden helfen.

Nur kompetente Mitarbeiter können Probleme selbständig lösen

Beim Empowerment der Mitarbeiter werden Entscheidungsrechte und Handlungsspielräume auf die Mitarbeiter verlagert. Dieses Prinzip vollendet den Gedanken des Complaint Ownership dahingehend, dass nur solche Mitarbeiter in der Lage sind, Problemlösungen ohne Konsultation einer weiteren Person zu ermöglichen, die mit den entsprechenden Kompetenzen ausgestattet sind. Insoweit handelt es sich bei dieser Vorgehensweise um ein Prinzip der „Führung durch Delegation".

Hinweise zur Umsetzung des Beschwerdemanagements in der Zahnarztpraxis 2 11 04

Was muss bei der Einrichtung eines leistungsfähigen Beschwerdemanagements in der Zahnarztpraxis berücksichtigt werden? Mit dieser Frage sollen sich die abschließenden Ausführungen befassen. Sie basieren auf den Erfahrungen des Autors bei der Umsetzung von Beschwerde- und Reklamationssituation in unterschiedlichen Branchen, auch der Zahnmedizin, und der Durchführung einer Fragebogenaktionen zum Beschwerdemanagement im Rahmen einer vom Z.A.P.F. Baden-Württemberg initiierten und nunmehr seit drei Jahren stattfindenden betriebswirtschaftlichen Schulung von Zahnärzten. Grundvoraussetzung sind zwei wesentliche Aspekt:

- die Mitwirkung und Einbeziehung der Patienten und
- das Schulen und Trainieren der Mitarbeiter in der Praxis.

Die allerwichtigste Voraussetzung ist jedoch, dass sich die Praxisführung, d. h. der oder die Behandler, rigoros im Sinne des Qualitätsmanagements für das Beschwerdemanagement engagieren und einsetzen und dies im Sinne eines Führungsinstruments der Praxis auch vorleben und von den Mitarbeitern fordern.

In vielen Praxen mangelt es bei eingehenden Beschwerden an klaren Verhaltensrichtlinien

Die meisten Patienten schätzen den Erfolg einer Beschwerde leider nur als sehr gering ein. Hierfür gibt es Gründe: In vielen Praxen mangelt es bei eingehenden Beschwerden an klaren Verhaltensrichtlinien für die Mitarbeiter im Kontakt mit den Patienten. Durch eine konsequente Ermutigung von Patienten, sich im Falle von Unzufriedenheit auch zu äußern, wird der Praxis Gelegenheit gegeben, Abhilfe zu schaffen, Problemursachen zu beseitigen und für das Unternehmen gravierende Handlungsalternativen des Patienten wie Abwanderung oder negative Mund-zu-Mund-Propaganda zu vermeiden.

Nachfolgend sollen Hinweise und Tipps zur Gesprächsführung bei Beschwerden und zum aktiven Beschwerdemanagement mittels Fragebogenaktionen gegeben werden.

Durchführung von Beschwerdegesprächen

Die „vier Seiten" einer Beschwerde

Es kommt auf eine ausbalancierte Kommunikation an

Wie jedes Gespräch, so hat auch das Beschwerdegespräch einen sachlichen und einen emotionalen Aspekt. Letzterer überwiegt in aller Regel bei Beschwerden oder Reklamationen. Demnach kann unterschieden werden in den:

- Sachaspekt

  Hier geht es hauptsächlich darum, wie Sachverhalte klar und verständlich seitens des Beschwerdeführers

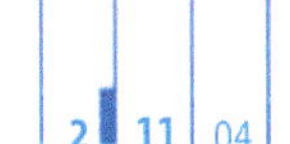

mitgeteilt werden und wie das Feedback der Praxismitarbeiter oder der Behandler hierzu ist.

- Selbstoffenbarungsaspekt
  Dieser Aspekt bezieht sich auf den Umstand, dass eine Person, die kommuniziert, immer auch durch das was sie kommuniziert, eine Kostprobe ihrer Persönlichkeit mitliefert.
- Beziehungsaspekt
  Mit dieser Seite der (Beschwerde-)Nachricht wird dem Empfänger seine „Wertschätzung" durch den Sender der Nachricht übermittelt. Je nachdem wie ich mein Gegenüber anspreche, fühlt sich dieser akzeptiert, herabgesetzt oder bevormundet.
- Appellaspekt
  Unzweifelhaft will jemand, der sich beschwert, in der Regel auch etwas bewirken, Einfluss auf den anderen oder eine Sache nehmen, den Mangel abstellen, er möchte dass man sich bei ihm entschuldigt, erklärt warum etc....

Für eine erfolgreiche zwischenmenschliche Kommunikation ist es notwendig, dass einzelne Aspekte nicht überbetont oder als solche vom anderen verstanden werden. Es kommt auf eine ausbalancierte Kommunikation an.

Grundsätzliches Verhalten in Beschwerde- und Reklamationsgesprächen

Das richtige Verhalten in Reklamations- und Beschwerdegesprächen zeichnet sich durch fünf Verhaltensweisen aus:

1. Sachlichkeit,
2. Freundlichkeit,
3. Ruhe,
4. Verständnis,
5. Höflichkeit.

Den Patienten interessiert nicht, warum ein Problem entstand, sondern wie es gelöst wird

Zur Umsetzung dieser grundsätzlichen Verhaltensweisen eignen sich vor allem folgende Schritte:

- Zuhören

  Lassen Sie den Patienten ausreden, ohne ihn zu unterbrechen. Hören Sie geduldig zu, auch wenn Sie schon nach den ersten Worten erkennen, dass der Patient im Unrecht ist. Sobald er seinen Ärger von der Seele geredet hat, ist er sicher bereit sachlich mit Ihnen zu sprechen.
- Wiederholen

  Wiederholen Sie mit Ihren Worten, was der Patient sagt. So zeigen Sie ihm, dass der Sachverhalt bei Ihnen angekommen ist und Sie seine Auffassung respektieren (ohne ihm Recht zu geben). Der Patient hat damit auch Gelegenheit, seine Gedanken zu präzisieren.
- Verständnis

  Versetzen Sie sich in die Lage des Patienten und zeigen Sie ihm damit, dass Sie für seine Verärgerung Verständnis aufbringen. Versuchen Sie nicht zu erklären, warum und weshalb der Grund für die Beschwerde entstanden sein könnte. Dies interessiert den Patienten in dieser Phase nicht. Er interessiert sich allein dafür, wie und wann sein Problem gelöst wird.
- Bedanken

  Der Patient macht Sie auf ihren eigenen Fehler, den Fehler eines Mitarbeiters, eines Lieferanten etc. aufmerksam und gibt Ihnen die Möglichkeit, diesen Fehler zu korrigieren. Bedanken Sie sich dafür. Das macht den Patienten stolz auf sich und bewirkt ein positives Gefühl Ihnen gegenüber.

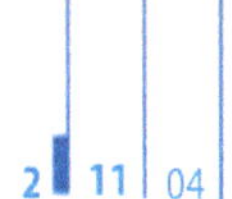

- Entschuldigen
  Entschuldigen Sie sich, auch wenn Sie zunächst nicht vollständig von der Berechtigung der Beschwerde überzeugt sind.
- Erinnern
  Erinnern Sie an alles Positive und Gemeinsame der bisherigen Zusammenarbeit mit dem Patienten (bisherige Zufriedenheit, langjährige Beziehung...). Sie erzeugen damit beim Patienten ein Loyalitätsgefühl und machen den Patienten unter Umständen nachdenklich.

Erinnern Sie den Patienten an alles Positive und Gemeinsame – das schafft Loyalität

- Notieren
  Machen Sie sich über die Beschwerde Notizen. Das gibt dem Patienten zum einen das Gefühl, dass er ernst genommen wird, zum anderen enthalten diese Notizen wichtige Informationen darüber, worin Fehler liegen und wie diese abgestellt werden könnten.
- Zurückziehen
  Führen Sie Beschwerde- und Reklamationsgespräche nicht vor anderen Patienten, es sei denn es handelt sich um rasch behebbare Kleinigkeiten, die Sie kulant und großzügig behandeln, dies wirkt dann sogar positiv auf andere Patienten.
- Sofort handeln
  Behandeln Sie Beschwerden und Reklamationen sofort, jeder zeitliche Aufschub wäre ein Grund zur Verärgerung des Patienten.
- Nicht schlecht machen
  Schimpfen Sie nie vor dem Patienten über eine Mitarbeiterin, Kollegin, den Chef, den Lieferanten und auch nicht über den Wettbewerber. Bemerkungen wie: „Da hat Frau .... an der Rezeption mal wieder geschlafen" oder „ich sollte das Labor jetzt doch endlich wechseln" fördern keineswegs die Einsicht des Patienten, sondern

bestätigen nur das angekratzte Vertrauen, das der Patient in Ihre Praxis hat.

- Stellen Sie das Vertrauen wieder her
  Wenn Sie am Ende eines Beschwerdegesprächs die Vertrauensfrage mit ruhigem Gewissen und in vollem Umfang bejahen, können Sie sicher sein, Sie haben einen weiteren Schritt zum Aufbau oder zum Erhalt einer positiven Patientenbeziehung und für das Image Ihrer Praxis geleistet.

Befragung der Patienten – Grundlage für ein aktives Beschwerdemanagement

Fragebögen helfen bei der Erfassung und Auswertung der Beschwerden

Sollen Beschwerden strukturiert erfasst werden, um sie anschließend im Rahmen des Beschwerdemanagements auch auswerten zu können, dann müssen zusätzlich zum persönlichen Beschwerdegespräch auch Fragebögen eingesetzt werden. Anhand der nachfolgenden Checklisten/Fragebögen können Patientenbeschwerden auf unterschiedlichem Konkretisierungs- und Umfangsniveau bearbeitet werden können. Einige Anmerkungen dazu sollen helfen, den Fragebogen individuell interpretieren und einsetzen zu können:

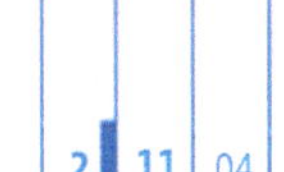

Checkliste zur Bearbeitung von Patientenbeschwerden

Informationen über das Beschwerdeproblem

- Medizinisch
- Organisatorisch
- Kommunikativ
- Wirtschaftlich

Erwartungshaltung des Patienten gegenüber seiner Beschwerde (erkennen)

Aufklärung

- Erwartungshaltung steuern/lenken (vor der Behandlung)
- Schriftliche Aufklärung (vor einer Operation/Behandlung

Februar 2003

Zeitpunkt der Beschwerde (Rückschluss auf Behandler/ Helferin ist damit möglich)

- Name des Beschwerdeführers
- Grund der Beschwerde (beides sind Basisinformationen für die Behandlung einer Beschwerde)

Beschwerdeverantwortlichkeit in der Praxis
(liegt grundsätzlich beim Chef!!!)

Bearbeitung der Beschwerde

- Beschwerdeannahme (A-, B-, C-Patient)[1]
- Klassifizierung nach ABC-Analyse durch Helferin: z. B. nach Erwartungshaltung des Patienten)[1]
- Fragen dazu: WAS, BIS WANN, WER
- Grund der Beschwerde/Struktur der Beschwerde/ WARUM

1 Zur ABC-Analyse s. Kapitel 5.01.05

Möglichkeiten

- Sofortige Lösung (bei medizinischen Problemen)
- Rückruf bis (absolut verbindlicher Termin)
- Verantwortlichkeiten definieren

Priorität I: hat medizinische Gründe (>Chef) direkt an Chef leiten

Priorität II: hat medizinische Gründe, die die Helferin selbst einordnen kann

Priorität III: hat wirtschaftliche, organisatorische, kommunikative Gründe (> Rückruf bis...)

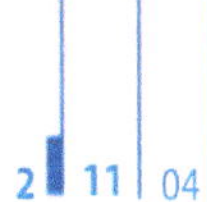

Fragebogen bei einer konkreten Beschwerde

Name des Patienten:..

Datum:..

Grund der Beschwerde, der Patientenunzufriedenheit:
Umstände des Beschwerdevorfalls/der Unzufriedenheit: Wann: Wo: (Rezeption, Wartezimmer, Behandlungsstuhl, Telefon)
Fallschilderung:
Erst- oder Folgebeschwerde?
Was wünscht der Patient?
Ist Reaktion dringlich?

Daten des Beschwerdeführers: Stammpatient (ja) ☐ (nein) ☐ Bereits schon einmal bezüglich Beschwerden aufgefallen? (ja) ☐ (nein) ☐ Ausmaß der Verärgerung? (Einschätzung durch Mitarbeiter): Gering ( ) Mittel ( ) Hoch ( )
Handlungsabsicht des Beschwerdeführers?
Zeitpunkt der Entgegennahme der Beschwerde
An wen richtet sich die Beschwerde? Zahnarzt Mitarbeiterin Labor ....
Verantwortlich für die Beschwerdebearbeitung ist:
Was wird dem Patienten gegenüber gesagt/versprochen?
Wie sah letztlich die Lösung gegenüber dem Patienten aus?

Literatur

2 11 05

Hansen U, Jeschke K (1999) Beschwerdemanagement für Dienstleistungsunternehmen – Beispiel des Kfz-Handels. In: Bruhn M, Stauss B (Hrsg) Dienstleistungsqualität, 3. Aufl. Wiesbaden, S. 444 ff

Henning-Thurau T (1999) Beschwerdezufriedenheit: Empirische Analyse der Wirkungen und Determinanten einer Schlüsselgröße des Beziehungsmarketing. In: Jahrbuch der Absatz- und Verbraucherforschung, 45 Jg. S. 214 ff

Henning-Thurau T (1998) Beschwerdemanagement: State-of-the-art-der Beschwerdezufriedenheitsforschung. Lehr- und Forschungsbericht Nr. 43. Universität Hannover

Homburg C, Fassnacht M (2001) Kundennähe, Kundenzufriedenheit und Kundenbindung bei Dienstleistungsunternehmen. In: Bruhn M, Meffert H (Hrsg) Handbuch Dienstleistungsmanagement, 2. Aufl. S. 442 ff

Meffert H (1997) Dienstleistungsmarketing. Grundlagen, Konzepte, Methoden, 2. Aufl. Wiesbaden, S. 609 ff

Stauss B (2000) Kundenbindung durch Beschwerdemanagement: In: Bruhn M, Homburg C (Hrsg) Handbuch Kundenbindungsmanagement, 3. Aufl. S. 295 ff

Inhaltsverzeichnis Band 3

Teil 9 ▌ Rechtsgrundlagen auf den Punkt gebracht

Februar 2003

Werbung für die Zahnarztpraxis

9 10

Beate Bahner

Zahnärzte scheinen – jedenfalls hinsichtlich der Werbung für ihre Praxis – etwas fortschrittlicher und mutiger zu sein als ihre ärztlichen Kollegen. So waren es in den vergangenen Jahren überdurchschnittlich viele Zahnärzte, die den Gang bis zum Bundesverfassungsgericht gewagt und gewonnen haben, sofern es um Informations- und Werbemaßnahmen ging, die ihnen von den Zahnärztekammern verboten worden waren. Folglich ist es insbesondere diesen Zahnärzten zu verdanken, dass Ärzte und Zahnärzte allmählich von den Fesseln des Werbeverbotes befreit werden. Denn nur aufgrund dieses langwierigen Instanzenwegs einiger weniger Ärzte steht den übrigen Kolleginnen und Kollegen heute eine Vielzahl von Möglichkeiten zur Verfügung, auf ihre Praxis und die angebotenen zahnärztlichen Leistungen aufmerksam zu machen. Immerhin war sowohl den Ärzten als auch den Zahnärzten Werbung bis vor kurzem grundsätzlich verboten. Dabei stellte der Bundesgerichtshof bereits im Jahre 1995 fest:

» ... begrifflich ist Werbung auch eine objektive und sachliche Information, und ... der Verkehr versteht Werbung jedenfalls im Gesundheitsbereich keineswegs als einseitige, reklamehafte oder ... sonst besonders anpreisende Darstellung, sondern erwartet von ihr auch eine gewisse sachliche Information (BGH, Urt. v. 27.04.1995 – I ZR 116/93 – GRUR 1995, S. 612).

Februar 2003

Jegliche Außendarstellung der Zahnärzte wurde von Kollegen und Ärztekammern lange kritisch beäugt

Dennoch wurde auch weiterhin jegliche Außendarstellung der Ärzte und Zahnärzte von Kollegen und Ärztekammern kritisch beäugt. Das Bundesverfassungsgericht griff daher in den vergangenen Jahren wiederholt ein, um die (zahn-) ärztlichen Werbeverbote mit Rücksicht auf das Grundrecht der Berufsfreiheit verfassungskonform auszulegen und anzuwenden. Selbstverständlich sind sämtliche Urteile zum ärztlichen Werberecht grundsätzlich auf alle Arztgruppen anwendbar. Denn die rein medizinische Unterscheidung verschiedener Arztgruppen bedingt keinesfalls auch eine rechtliche Unterscheidung hinsichtlich des Rechts zur Werbung. Was für Zahnärzte gilt, gilt folglich auch für Ärzte; was für Ärzte gilt, gilt umgekehrt ebenso für Zahnärzte.

Der vorliegende Beitrag will dazu ermutigen, innovative Ideen in die Tat umzusetzen. Im Kapitel „Erlaubte Werbung“ werden diejenigen Urteile dargestellt, die in den vergangenen Jahren entgegen bestehender Werbeverbote ärztliche und zahnärztliche Darstellungen für zulässig erklärt und damit maßgeblich zur Lockerung und Öffnung des Werberechts beigetragen haben. Das Kapitel „Berufswidrige Werbung“ erläutert – ebenfalls anhand von Urteilen – die heutigen Grenzen zahnärztlicher Werbung.

Zur weiterführenden Beschäftigung mit diesem Thema, verweisen wir auf das Buch der Verfasserin mit dem Titel „Das neue Werberecht für Ärzte – Auch Ärzte dürfen werben“, Springer-Verlag Berlin, Heidelberg, New York, 2001.

Was ist Werbung?

9 ▮ 10 | 01

Gegenstand der Werbung

Gegenstand der Werbung ist entweder das Produkt oder das Unternehmen. Man unterscheidet daher typischerweise zwischen der sog. Produktwerbung (auch Absatzwerbung) und der Unternehmenswerbung (auch Vertrauenswerbung). Die Produktwerbung ist produkt- und leistungsbezogen und bezieht sich auf individualisierbare Waren oder Dienstleistungen. Die Unternehmenswerbung zielt demgegenüber darauf ab, ohne Bezug auf bestimmte Wirtschaftsgüter die Öffentlichkeit über Unternehmen, eine Branche oder bestimmte Anbietergruppen aufzuklären (Abb. 1.)

Man unterscheidet zwischen Produktwerbung und Unternehmenswerbung

Begriff der Werbung

Der Begriff der Werbung ist vielschichtig. Es gibt weder im ärztlichen Berufsrecht noch im allgemeinen Wettbewerbsrecht oder in anderen Gesetzen eine Legaldefinition des Begriffs „Werbung". Der Gesetzgeber sah hierzu keine Veranlassung, weil dieser Begriff auch in anderen Rechtsgebieten gebraucht wird und dort im Allgemeinen keine Auslegungsprobleme auftauchten. Die Praxis hat aller-

Die Auslegung des Begriffs „Werbung" bereitet Schwierigkeiten

Februar 2003

Abb. 1. Gegenstand der Werbung

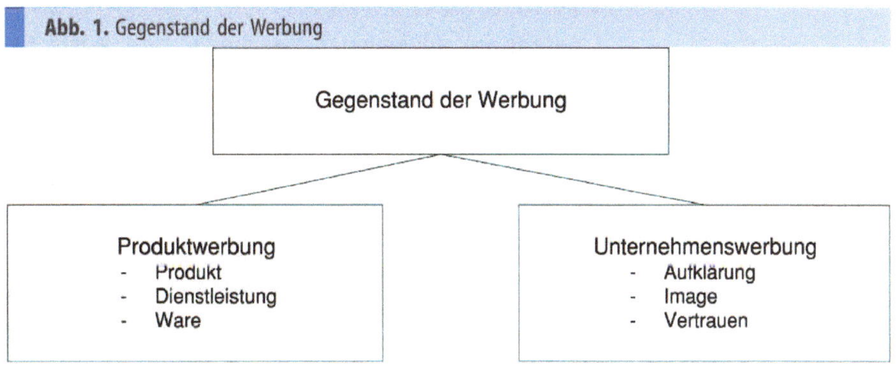

dings sehr bald gezeigt, dass die Auslegung dieses Begriffs durchaus einige Schwierigkeiten bereitet, so insbesondere im Verhältnis zu reinen Sachinformationen, zur Unternehmenswerbung und anderen Erscheinungsformen einer Image- oder Vertrauenswerbung. Richtigerweise ist der Begriff der Werbung vorab auf den eigentlichen Kern seines Wesens zu reduzieren: Werbung ist (zunächst) Information und Kommunikation über das Leistungsangebot und die Leistungsfähigkeit eines Unternehmens (Oehme u. Oehme 1999, S. 179). Dies bedeutet:

Jede Information in eigener Sache ist zugleich Werbung.

Die juristischen Kategorien der Werbung

Sittenwidrige und irreführende Werbung ist verboten

Der Begriff der Werbung hat jedoch sowohl durch die Rechtsprechung als auch durch gesetzliche Regelungen zusätzliche Attribute erfahren, welche dazu Veranlassung geben, die Werbung in verschiedene Kategorien einzuteilen. Neben den Begriffen der Informationswerbung, der anpreisenden, vergleichenden und irreführenden Werbung kennt das Gesetz auch den Begriff des Verstoßes gegen die guten Sitten (§ 1 UWG).

Bereits im allgemeinen Geschäfts- und Wirtschaftsleben ist nicht jede Form der Werbung erlaubt. So darf niemand in irreführender oder sittenwidriger Weise werben (§§ 1, 3 UWG). Darüber hinaus kennen bestimmte Branchen – insbesondere die Berufsgruppen der klassischen Freiberufler – weitere Beschränkungen, vor allem das Verbot der Anpreisung. Nachfolgend ein erster Überblick der juristischen Kategorien der Werbung und ihrer Zulässigkeit im Geschäftsverkehr (Abb. 2).

Abb. 2. Juristische Kategorien der Werbung und ihrer Zulässigkeit im Geschäftsverkehr

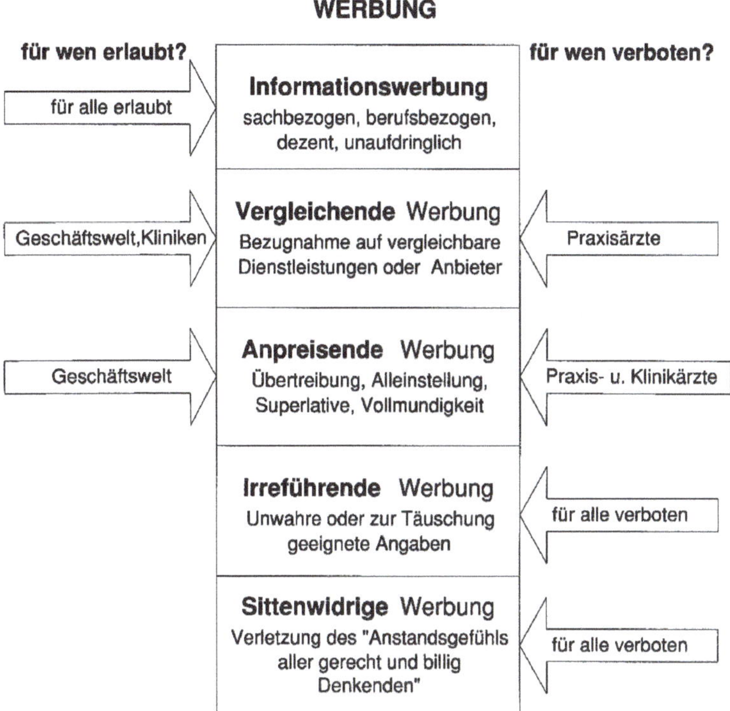

Grundrecht der Zahnärzte zur Informationswerbung 9 10 02

Die Berufsfreiheit des Art. 12 GG

> Alle Deutschen haben das Recht, Beruf, Arbeitsplatz und Ausbildungsstätte frei zu wählen.

Art. 12 Abs. 1 GG schützt die freie Berufsausübung. Zu ihr gehört nicht nur die berufliche Praxis selbst, sondern auch jede Tätigkeit, die mit der Berufsausübung zusammenhängt und dieser dient. In den Bereich berufsbezogener Tätigkeit

Das Recht zur Werbung für die eigene Berufstätigkeit ist Bestandteil des Grundrechts der Berufsfreiheit

fällt nach höchstrichterlicher Rechtsprechung auch die berufliche Außentätigkeit einschließlich der Werbung für die Inanspruchnahme von Diensten. Das Recht zur Werbung für die eigene Berufstätigkeit ist also Bestandteil des Grundrechts der Berufsfreiheit. Dies gilt auch für Zahnärzte. Staatliche Maßnahmen, die ihn dabei beschränken, sind Eingriffe in diese Freiheit (ständige Rechtsprechung des Bundesverfassungsgerichts, vgl. nur zuletzt BVerfG, Urt. v. 18.02.2002 – 1 BvR 1644/01 – www.bverfg.de m.w.N.).

Die Meinungsfreiheit des Art. 5 GG

> Jeder hat das Recht, seine Meinung in Wort, Schrift und Bild frei zu äußern und zu verbreiten.

Auch die Meinungsfreiheit des Art. 5 GG gewährt Zahnärzten das Recht, sich in einer Weise darzustellen, die zugleich positive werbewirksame Effekte bewirken kann. Der Begriff „Meinung" in Art. 5 Abs. 1 GG ist grundsätzlich weit zu verstehen: Sofern eine Äußerung durch die Elemente der Stellungnahme, des Dafürhaltens oder Meinens geprägt ist, fällt sie in den Schutzbereich des Grundrechts (BVerfG, Beschl. v. 19.11.1985 – 1 BvR 934/82– MedR 1986, S. 128). So sind Bücher – etwa biographischer Art – „Meinungsäußerungen" und daher vom Grundrecht des Art. 5 Abs. 1 GG geschützt.

Auch die Pressefreiheit der Medien (Art. 5 Abs. 1 S. 2 GG) spielt bei der Berichterstattung über Zahnärzte eine Rolle. Den Medien ist es hierbei durchaus gestattet, über Zahnärzte in einer Weise zu schreiben, die Zahnärzten selbst (bislang) nicht erlaubt war (vgl. hierzu eingehend Bahner 2001, S. 118 ff.)

Die Informationsfreiheit des Art. 5 GG

> Jeder hat das Recht, sich aus allgemein zugänglichen Quellen ungehindert zu unterrichten.

Patienten haben ein Grundrecht auf Information und Zahnärzte zur Information

Mit dem Grundecht auf freie Meinungsäußerung korrespondiert das Grundrecht auf ungehinderte Information, Art. 5 Abs. 1 S. 1 GG. Dieses Recht auf Information umfasst freilich auch medizinische oder gesundheitliche Informationen. Haben also die Verbraucher und die Patienten ein Grundrecht auf Information, so folgt hieraus ein Recht der Zahnärzte zur Information. Beide Grundrechte befanden sich in Deutschland– im Zeitalter der weltweiten Informationsvernetzung – bis vor kurzem in einem Stadium bedenklicher Unterentwicklung. Man frage nur Patienten, wie lange sie suchen mussten, um für ihr Anliegen den für sie richtigen Zahnarzt oder Arzt zu finden. Und man höre die vielen Zahnärzte, die sich noch immer scheuen, öffentlichkeitswirksam neben ihrer Berufsbezeichnung auch ihren Namen zu nennen: aus Angst, bereits hierdurch standeswidrig zu handeln – von einem Hinweis auf ihre Qualifikationen und ihr zahnärztliches Leistungsangebot ganz zu schweigen.

Das zahnärztliche Standesrecht

9 10 | 03

Das Werberecht für Zahnärzte, Zahnarztpraxen und zahnärztliche Leistungen ist umfassend in den Berufsordnungen der Zahnärzte geregelt. Diese werden von den Landeszahnärztekammern als Satzung beschlossen. Leitbild hierfür ist die Musterberufsordnung für Zahnärzte und Zahnärztinnen. Die Musterberufsordnung selbst entfaltet keine unmittelbaren Rechtswirkungen für die Zahnärzte.

Rechtsgrundlage des zahnärztlichen Standesrechts ist die Berufsordnung der Zahnärzte

Rechtsverbindlich sind nur die auf Grundlage der Musterberufsordnung durch die Landeszahnärztekammern beschlossenen Berufsordnungen. Der vorliegende Beitrag basiert auf den Regelungen der novellierten Musterberufsordnung in der Fassung vom 29. Juni 2002. Wenngleich noch nicht alle Zahnärztekammern diese aktuelle Fassung in ihre Berufsordnung aufgenommen haben, so darf die Musterberufsordnung doch als künftige Leitlinie fungieren, dürfen sich Zahnärzte schon jetzt darauf berufen. Dies gilt vor allem dann, wenn eine Zahnärztekammer in ihrer Berufsordnung noch Verbote enthält, die die MBO inzwischen nicht mehr vorsieht, so etwa das Verbot, Anzeigen auch ohne konkreten Anlass zu schalten. Denn solche Werbeverbote sind verfassungsrechtlich ohnehin zweifelhaft, wie angesichts der Urteile des Bundesverfassungsgerichts unter Kapitel 9.10.04 gezeigt wird.

Die aktuelle Musterberufsordnung für Zahnärzte 2002 enthält allerdings keine Restriktionen, die von der Zahnärzteschaft nicht hinnehmbar wären. Im Vordergrund steht heute die Möglichkeit zu sachlicher Information, § 18 Abs. 1 MBO.

Sachliche Information über die Berufstätigkeit

Das Gebot der Sachlichkeit der Information muss sich hierbei auf drei Komponenten beziehen (Abb. 3):

- auf den Inhalt der Information einerseits,
- auf die Art und Weise ihrer Darstellung andererseits und
- schließlich auf ihre Art der Kommunikation.

Eine sachliche Information kann unsachlich, ebenso wie eine unsachliche Information sachlich dargestellt werden. So ist die Angabe der Adresse einer Arztpraxis inhaltlich

Abb. 3. Die Sachlichkeit einer Information bezieht sich auf die Komponenten Inhalt, Darstellung und Kommunikation

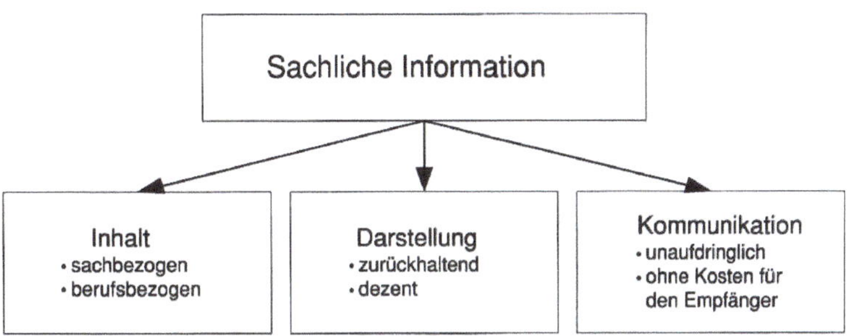

zwar zunächst sachlich. Wird sie jedoch auf einem Werbebanner eines Flugzeugs zur Schau getragen, so ist die inhaltlich sachliche Information in der Darstellung als unsachlich zu bewerten. Die Behauptung, man sei der beste Zahnarzt Deutschlands, kann demgegenüber in einer sachlichen und unauffälligen Broschüre einer Zahnarztpraxis platziert werden, ist jedoch inhaltlich unsachlich, da sie auf einer subjektiven, nicht nachprüfbaren Einschätzung beruht.

Sachlichkeit des Inhalts

Für interessengerechte und sachangemessene Informationen, die keinen Irrtum zulassen, muss im rechtlichen und geschäftlichen Verkehr Raum bleiben (ständige Rechtsprechung des BVerfG).

Dem Gebot eines sachlichen Inhalts ist dann entsprochen, wenn die Information sachbezogen ist. Daran würde es beispielsweise fehlen, wenn eine Zahnarztpraxis mit dem Foto einer Luxuslimousine oder eines schicken Sportwagens wirbt. Eine solche Darstellung wäre nicht sachbezo-

Zwischen der Information und dem zugrunde liegenden Gegenstand muss ein innerer sachlicher Zusammenhang bestehen

gen, da schöne Autos nichts mit zahnärztlichen Eingriffen zu tun haben. Unsachlich wäre ferner die suggestive Vermittlung von schönen Zähnen mit Erfolg oder Reichtum. Zwischen der Information und dem zugrunde liegenden Gegenstand muss ein innerer sachlicher Zusammenhang bestehen.

Sachliche Information ist begrenzt auf die beschreibende Angabe von Tatsachen. Diese Angaben, etwa Informationen über die Dienstleistungen und Person, müssen berufsbezogenen und unterrichtenden Charakter haben.

Angaben über Qualifikationen, Zusatzqualifikationen oder besondere Ausbildungs- und Fortbildungsmaßnahmen sind berufsbezogene und sachliche Informationen. Auch Angaben über in der Praxis durchgeführte Untersuchungs- und Behandlungsmethoden sind sachliche Informationen.

Sachlich unterrichtend und berufsbezogen ist auch die Darstellung des beruflichen Werdegangs. Berufsbezogen sind ferner sämtliche Angaben, die sich auf weitere Dienstleistungen und Serviceangebote innerhalb der Arztpraxis oder im Rahmen der Berufsausübung beziehen.

Die Angabe von Selbstverständlichkeiten haben keinen besonderen Informationswert

Es darf sich jedoch nicht um die Angabe von Selbstverständlichkeiten handeln, wie etwa Blutdruckmessung oder metallfreie Kronen. Denn die Angabe von Selbstverständlichkeiten, die in jeder Arztpraxis und von jedem Arzt bereits aufgrund von medizinischen Qualitätsstandards und ärztlichen Berufspflichten erwartet werden darf, entbehrt eines besonderen Informationswertes für den Interessierten und ist aus diesem Grund als unsachlich zu beurteilen. Voraussetzung für die Sachlichkeit des Inhalts ist das tatsächliche Vorhandensein der angegebenen Informationen (Abb. 4).

Abb. 4. Interessengerechte und sachangemessene Information

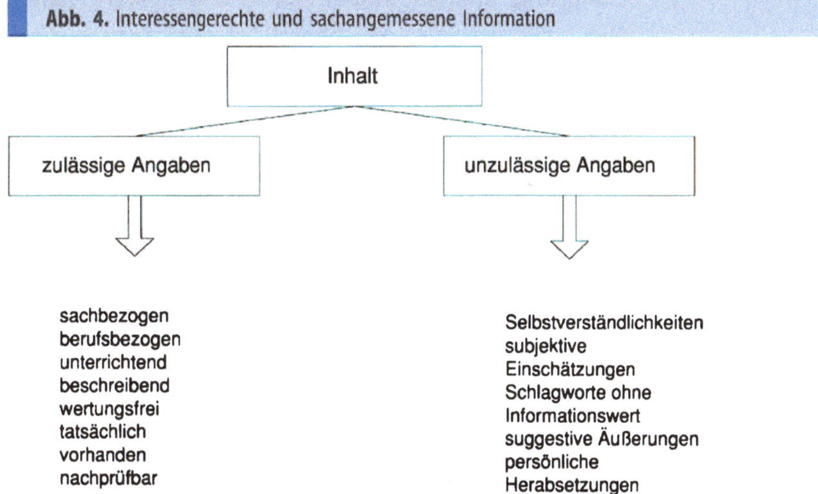

Nicht nachprüfbare Informationen sind unsachlich

Die angegebenen Informationen müssen folglich in angemessener Weise nachprüfbar sein. Nicht nachprüfbar und damit unsachlich ist beispielsweise die Angabe von Operations-, Behandlungs- oder Erfolgszahlen. Nachprüfbar ist demgegenüber die Dauer der Ausübung der Tätigkeit als Arzt oder als Facharzt bzw. das Datum der Approbation.

Nicht erforderlich ist allerdings eine umfassende Angabe von Daten und Darstellung des gesamten Angebotes. Allein die Angabe eines Namens oder einer Firma ohne weitere beschreibende Elemente enthält bereits die sachliche Information über die Existenz des Unternehmens.

Sachlichkeit des Inhalts zeichnet sich insbesondere aus durch die wertungsfreie Darstellung vorhandener Umstände oder Gegebenheiten. Die Angaben sollten daher, solange es um die berufliche Selbstdarstellung geht, keine subjektiven Einschätzungen und Meinungen enthalten. Die Selbstbezeichnung als „Spezialist“ etwa oder die Beschreibung einer selbst entwickelten Behandlungsmethode als „bahnbrechende ärztliche Leistungen“ oder gar die Behauptung, man werde bald einen Nobelpreis erhalten, gehen allesamt über eine beschreibende Information und Tatsachendarstellung hinaus und enthalten unsachliche subjektive sowie teilweise anpreisende Elemente. Dies gilt jedenfalls dann, wenn die so angepriesene Leistung nicht nachweislich vorhanden ist.

Unsachlich sind beispielsweise auch Schlagworte, soweit sie darüber hinaus keinerlei Informationswert besitzen, suggestive Äußerungen oder persönliche Herabsetzungen.

Sachlichkeit der Darstellung

Die Darstellung muss der Information angemessen sein

Sachlichkeit der Information im Sinne des § 18 MBO erfordert eine gewisse Nüchternheit in der Darstellung, also eine zurückhaltende und dezente Gestaltung der Information. Die Darstellung muss der Information angemessen sein. Eine Darstellung in lauter, bunter oder aufdringlicher Weise, wie sie in der gewerblichen Wirtschaft üblich und erlaubt ist, überschreitet die Grenze der Sachlichkeit.

Unsachlich wären etwa riesige Plakate, überdimensionierte Leuchtreklame an Gebäuden oder das zuvor beschriebene Werbebanner in der Luft. Ein „Praxisschild“, welches etwaige vorgegebene Maße überschreitet, ist demgegenüber nicht ohne weiteres als aufdringlich und damit als unsachlich zu qualifizieren. Selbstdarstellung ist eine Frage des Geschmacks – dieser ist nicht justiziabel. Die Zahnärztekammern und Gerichte haben daher, insbesondere bei der Entscheidung über die Sachlichkeit einer Darstellung, Zurückhaltung zu üben.

Sachlichkeit der Kommunikation

Grundsätzlich kann jeder Werbeträger als Kommunikationsmittel genutzt werden

Für die Beurteilung einer zulässigen oder unzulässigen Werbung ist das als Werbeträger genutzte Medium ohne entscheidende Bedeutung. Entscheidend ist die Art und

Weise der Außendarstellung (OLG Koblenz, Urt. v. 13.2.1997 – 6 U 1500/96 – WRP 1997, S. 478).

Die Übermittlung und Veröffentlichung sachlicher Informationen ist also nicht auf bestimmte Werbeträger begrenzt. Grundsätzlich kann jeder Werbeträger für eine sachliche Darstellung als Kommunikationsmittel zur Verfügung stehen. Eine ungewöhnliche, bislang nicht praktizierte Art der Darstellung ist nicht stets zugleich unsachlich. Dies stellte das Bundesverfassungsgericht bereits 1997 ausdrücklich fest:

> » Neuerungen müssen möglich sein. Nicht jede Maßnahme, mit der ein gewisser Werbeeffekt verbunden ist, stellt eine berufswidrige Werbung dar (BVerfG, Beschl. v. 24.7.1997 – 1 BvR – 1863/96, GRUR 1998, S. 71).

Auch Sponsoring-Hinweise sind erlaubt

Eine Information beispielsweise durch Radio-, Fernseh- oder Internetwerbung ist nicht ohne weiteres unsachlich, wenngleich diese Werbeträger für Ärzte bislang unüblich waren, heute also neu und ungewöhnlich sind. Unsachlich ist auch nicht eine Zeitungsanzeige oder ein Inserat mit der Angabe der Praxisadresse und weiteren patientenrelevanten Informationen. Anzeigen gehören – neben den Gelben Seiten – zu den klassischen sachlichen Kommunikationsmitteln. Selbst ein dezent gehaltener Sponsoring-Hinweis über die finanzielle Unterstützung eines Kultur- oder Sportereignisses durch eine Zahnarztpraxis auf dem Plakat ist nicht ohne weiteres aufdringlich oder unsachlich. Der Name des Sponsors enthält nämlich die sachliche Information, dass es den Sponsoren und sein Unternehmen überhaupt gibt (vgl. hierzu Urteil in Kapitel 9.10.04).

Entscheidend ist auch hier nicht der als Kommunikationsmittel verwendete Werbeträger, sondern allein die Art und Weise der Darstellung auf diesem Werbeträger.

Zulässig ist ferner die reine Briefkastenwerbung durch Werbebriefe, Handzettel, Prospekte und andere Wurfsendungen oder „Mails". Dies gilt auch für ärztliche Rundschreiben mit Informationsmaterial, Praxisbroschüren oder Einladungen zu Vorträgen oder Kursen, die auf dem Postwege versandt werden, denn der Empfänger ist durch Werbebriefe nicht unmittelbar in seiner Privatsphäre betroffen. Er kann – ohne unmittelbaren und direkten Einfluss des Absenders – vom Inhalt des Schreibens Kenntnis nehmen oder es sofort wegwerfen. Die Kosten der Briefkastenwerbung liegen – im Gegensatz zur Werbung per Fax, E-Mail oder SMS – ausschließlich beim Absender.

Werbung mittels Telefon, Telefax, E-Mail oder SMS ist wettbewerbswidrig und berufswidrig.

Bereits der unerwünschte Anruf ist ein unzulässiger Eingriff in die Individualsphäre

Das allgemeine Wettbewerbsrecht, an dem sich alle Unternehmer auszurichten haben, verbietet jedoch einige wenige Kommunikationsformen: So ist Werbung mittels Telefon, Telefax, E-Mail oder SMS wettbewerbswidrig und damit zugleich berufswidrig. Telefonwerbung durch unerbetene Anrufe ist grundsätzlich wettbewerbswidrig, es sei denn, der Angerufene hat zuvor sein Einverständnis erklärt. Denn mit einem Telefonanschluss hat man sich und sein Heim nicht unbeschränkt der Öffentlichkeit preisgegeben. Bereits der unerwünschte Anruf stellt einen unzulässigen Eingriff in die Individualsphäre des Anschlussinhabers dar (Abb. 5).

Telefaxwerbung ist ebenfalls wettbewerbswidrig, wenngleich die Faxwerbung im allgemeinen Geschäftsverkehr

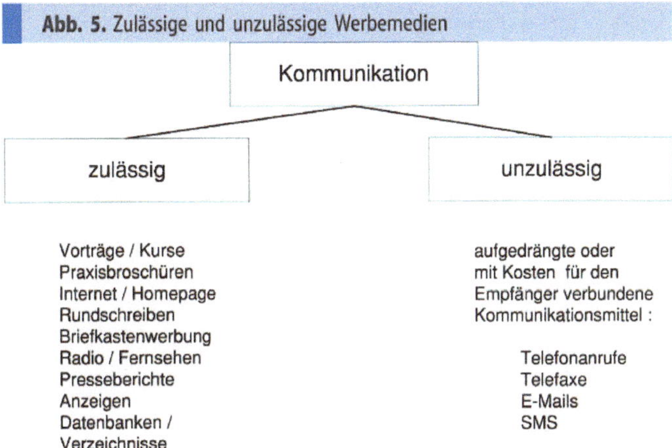

Abb. 5. Zulässige und unzulässige Werbemedien

auf ein unerträgliches Maß angestiegen ist. Denn sie belasten den Empfänger finanziell, da ein Faxgerät die Bereitstellung von Strom, Toner, Wartung und Papier erfordert. Im Übrigen wird das Faxgerät des Empfängers durch den Einlauf von Werbeschreiben blockiert.

Ebenso unzulässig sind unaufgeforderte E-Mails oder SMS auf Handys (so genannte „short messages", die als Text auf dem Display des Handys erscheinen), denn auch diese Kommunikationsformen erfordern zu ihrem Empfang typischerweise den Aufbau einer Telefonverbindung, was der Empfänger finanziell zu tragen hat, ohne dass er zuvor erkennen kann, wer der Absender ist.

Für die Beurteilung der Sachlichkeit ist jeweils auf den konkreten Einzelfall abzustellen. Eine pauschale Bewertung als unsachliche Information kann weder inhaltlich noch in der Darstellungs- oder Kommunikationsform erfolgen.

Die Musterberufsordnung für Zahnärzte

Die Musterberufsordnung für Zahnärzte und Zahnärztinnen enthält weitergehende Angaben über die Zulässigkeit von Werbemaßnahmen.

§ 15 Führung von Berufs- und Gebietsbezeichnungen, Titeln und Graden, besonderen Qualifikationen sonstige Ankündigungen

— (1) Neben seiner Berufsbezeichnung „Zahnarzt" oder „Zahnärztin" kann der Zahnarzt weitere Bezeichnungen führen, die auf besondere Kenntnisse in einem bestimmten Gebiet der Zahn-, Mund- und Kieferheilkunde hinweisen (Gebietsbezeichnungen). Gebietsbezeichnungen bestimmt die Kammer in der Weiterbildungsordnung.

— (2) Daneben dürfen Zusätze über akademische Grade und ärztliche Titel, die in der Bundesrepublik Deutschland anerkannt sind, geführt werden. Titel aus Bereichen außerhalb der Medizin dürfen nicht geführt werden.

— (2a) Besondere Qualifikationen können u. a. als Tätigkeitsschwerpunkte ausgewiesen werden. Voraussetzung für die Ausweisung des Tätigkeitsschwerpunktes sind besondere Kenntnisse und Fertigkeiten sowie nachhaltige Tätigkeit im Schwerpunkt. Die ausgewiesenen Qualifikationen müssen personenbezogen, sachangemessen und interessengerecht sein, sie dürfen nicht irreführend und müssen gegebenenfalls nachweisbar sein. Besondere Qualifikationen können in Rahmenvereinbarungen der Bundeszahnärztekammer geregelt werden.

— (3) Eine Einzelpraxis, Gemeinschaftspraxis, Praxisgemeinschaft, Partnerschaft oder sonstige Sozietät darf sich nicht als Akademie oder Institut, Klinik oder Poliklinik, Zentrum, Ärztehaus oder als ein Unternehmen vergleichbarer Art bezeichnen.

§ 16 Anzeigen und Verzeichnisse

— (1) Zur Unterrichtung der Bevölkerung darf der Zahnarzt Anzeigen aufgeben, die ausschließlich sachlich zutreffende und nicht irreführende Informationen über seine Zahnarztpraxis enthalten.

— (2) Die Anzeige darf im Hinblick auf Format, graphische Gestaltung, Häufigkeit der Veröffentlichung und Art des Werbeträgers nicht anpreisend sein bzw. das Ansehen der Zahnärzteschaft in der Bevölkerung gefährden.

— (3) Der Zahnarzt darf sich in für die Öffentlichkeit bestimmte Telekommunikationsverzeichnisse eintragen lassen. In den Verzeichnissen dürfen nur die für das Praxisschild zulässigen Angaben aufgenommen werden. Dabei sind anpreisende Gestaltungen unzulässig.

— (4) Stellenanzeigen dürfen keine Formulierungen, auch nicht in versteckter Form, enthalten, die einer Werbung für die eigene Praxis gleichkommen.

§ 17 Praxisschilder

— (1) Der niedergelassene Zahnarzt hat am Praxissitz die Ausübung des zahnärztlichen Berufes durch ein Praxisschild kenntlich zu machen. Bei gemeinsamer Berufsausübung sind die Namen aller Partner anzugeben.

— (2) Der Zahnarzt hat auf seinem Praxisschild seinen Namen und seine Berufsbezeichnung anzugeben. Daneben dürfen die Praxisschilder die in § 15 genannten Zusätze, Privatwohnung, Kommunikationsadressen, Angaben zur Sprechstundenzeit, das Verbandszeichen der Kammer sowie einen Zusatz über die Zulassung zu den Krankenkassen enthalten.

— (3) Praxisschilder dürfen nicht größer sein als nach den örtlichen Gegebenheiten üblich. Zulässig ist üblicherweise nur ein Schild je niedergelassenen Zahnarzt; über Ausnahmen entscheidet die Kammer.

— (4) Die Verlegung einer Praxis in neue Räume darf ein Jahr lang durch ein mit Angabe der neuen Anschrift versehenes Schild an der früheren Praxisstelle mitgeteilt werden.

— (5) Wer die Praxis eines anderen Zahnarztes übernimmt, darf das Praxisschild dieses Zahnarztes nicht länger als ein Jahr weiterführen.

§ 18 Werbung und Anpreisung

— (1) Dem Zahnarzt sind sachliche Informationen über seine Berufstätigkeit gestattet. Berufswidrige Werbung ist dem Zahnarzt untersagt. Berufswidrig ist insbesondere eine anpreisende, irreführende oder vergleichende Werbung.

— (2) Der Zahnarzt darf eine berufswidrige Werbung durch andere weder veranlassen noch dulden. Dies gilt auch für die anpreisende Herausstellung von Zahnärzten in Ankündigungen von Sanatorien, Kliniken, Institutionen oder anderen Unternehmen. Der Zahnarzt darf nicht dulden, dass Berichte oder Bildberichte veröffentlicht werden, die seine ärztliche Tätigkeit oder seine Person berufswidrig werbend herausstellen.

— (3) Es ist dem Zahnarzt untersagt, seine zahnärztliche Berufsbezeichnung für gewerbliche Zwecke zu verwenden oder ihre Verwendung für gewerbliche Zwecke zu gestatten.

— (4) Dem Zahnarzt ist es nicht gestattet, für die Verordnung und Empfehlung von Heil- oder Hilfsmitteln sowie Materialien und Geräten von dem Hersteller oder Händler eine Vergütung oder sonstige wirtschaftliche Vergünstigung zu fordern oder anzunehmen.

§ 19 Information

— (1) Sachliche Informationen medizinischen Inhalts und organisatorische Hinweise zur Patientenbehandlung sind in den Praxisräumen des Zahnarztes zur Unterrichtung der Patienten zulässig, wenn eine werbende Herausstellung des Zahnarztes und/oder seiner Leistungen unterbleibt.

— (2) Der Zahnarzt darf ein Wiederbestellsystem (Recall) in seiner Praxisorganisation nur mit schriftlicher Zustimmung des Patienten anwenden.

— (3) Der Zahnarzt darf bei Praxisverlegung nur seine Patienten benachrichtigen.

§ 20 Öffentlich abrufbare Praxisinformationen in Computerkommunikationsnetzen

— Der Zahnarzt kann öffentlich abrufbare Praxisinformationen in Computerkommunikationsnetze einstellen. Die Gestaltung und die Inhalte dürfen das zahnärztliche Berufsbild nicht schädigen. Werbende Herausstellung und anpreisende Darstellung ist unzulässig. Die Vorschriften der §§ 15–19 gelten entsprechend.

Musterrichtlinie zur einheitlichen Umsetzung des § 20 der Musterberufsordnung der Bundeszahnärztekammer
Die nachfolgende Konkretisierung des § 20 „Öffentlich abrufbare Praxisinformationen in Computerkommunikationsnetzen" orientiert sich an dem Informationsbedürfnis des Patienten, an den Grundsätzen zum Werbeverbot und zur Kollegialität. Danach darf der Zahnarzt folgende Angaben machen:

Angaben auf der Homepage

- Name, Vorname
- Berufsbezeichnung
- Akademische Grade und Titel
- Gebietsbezeichnung nach der Weiterbildungsordnung
- Praxisanschrift, Telefon- und Faxnummer, E-Mail-Adresse, Internetadresse
- Einzelpraxis, Gemeinschaftspraxis, Praxisgemeinschaft, Partnerschaft
- Sprechstundenzeiten
- Zulassung zu Krankenkassen
- Verbandszeichen „Gelbes Z"
- Praxislogo
- Privatanschrift mit Telefon- und Faxnummern
- Hinweis Belegarzt mit Name des Krankenhauses

Neben diesen Angaben kann auf der Homepage zudem eine Schaltfläche (Link) vorhanden sein, über die weitere Praxisinformationen auf einer nachgeschalteten Web-Seite abgefragt werden können.

Angaben auf nachgeschalteten Web-Seiten

- Information über den Praxisinhaber: Geburtsjahr, Zeitpunkt der Approbationserteilung/ Niederlassung/Gebietsbezeichnung
- Von der Zahnärztekammer bescheinigte Zusatzqualifikationen
- Sprachkenntnisse
- Qualifikationen des Praxispersonals
- Lageplan bzw. Anfahrtsskizze zur Praxis, Erreichbarkeit mit öffentlichen Verkehrsmitteln, Hinweise auf Parkmöglichkeiten
- Besondere Einrichtungen für Behinderte
- Hausbesuche
- Praxislabor
- Bilder der Praxis und des Praxisteams
- Urlaub
- Vertretung
- Notfalldiensteinteilung

Die der Homepage nachgeschalteten Web-Seiten dürfen die gleichen Angaben auch in Fremdsprachen enthalten.

Was ist erlaubte Werbung? 9 10 04

Das Bundesverfassungsgericht

Das Bundesverfassungsgericht überprüft die Urteile vorinstanzlicher Gerichte (ausschließlich) auf eindeutige und gewichtige Verstöße gegen Grundrechte bzw. gegen Verfassungsrecht. Das ist der Fall,

Die Urteile vorinstanzlicher Gerichte werden auf Verstöße gegen das Grundrecht geprüft

» ...wenn die von den Fachgerichten angenommene Auslegung der Normen die Tragweite der Grundrechte nicht hinreichend berücksichtigt oder im Ergebnis zu einer unverhältnismäßigen Beschränkung der grundrechtlichen Freiheiten führt (st. Rspr. des Bundesverfassungsgerichts, s. zuletzt Beschl. v. 04.07.2000 – 1 BvR 547/99 u. Beschl. v. 17.04.2000 – 1 BvR 721/99 – www.bverfg.de m.w.N).

Vorrangig ist das Recht der Berufsangehörigen auf freie Meinungsäußerung und das Informationsbedürfnis der Bevölkerung. Solange die sachangemessene Information im Vordergrund steht, wird ein gewisser Werbeeffekt in Kauf genommen.

» Für interessengerechte und sachangemessene Informationen, die keinen Irrtum erregen, muss im rechtlichen und geschäftlichen Verkehr Raum bleiben (st. Rspr. des BVerfG, vgl. nur Beschluss vom 17.04.2000 – 1 BvR 721/99 – www.bverfg.de m.w.N.).

Das Bundesverfassungsgericht hat insbesondere seit dem Jahre 2000 einige wesentliche Entscheidungen gefällt: Es hob die berühmt gewordene „Implantatentscheidung" des Bundesgerichtshofes aus dem Jahre 1998 auf und stellte fest:

» Maßgeblich für die Beurteilung des Werbeverhaltens ist der Standpunkt der angesprochenen Verkehrskreise, nicht die möglicherweise besonders strenge Auffassung des jeweiligen Berufsstandes (BVerfG Beschl. v. 04.07.2000 – 1 BvR 547/99 – www.bverfg.de m.w.N).

Auch die Bezeichnung „Facharzt für Sportmedizin" darf geführt werden, obwohl der Verwaltungsgerichtshof zuvor ein entsprechendes Verbot der Ärztekammer mit der Begründung bestätigt hatte, es gebe diese – in der früheren DDR erworbene – Facharztbezeichnung in Baden-Württemberg nicht (BVerfG, Beschl. v. 09.03.2000 – 1 BvR 1662/97 – www.bverfg.de).

Schließlich wurde das Sponsoring für kulturelle Veranstaltungen mit entsprechend dezent gehaltenen Vermerken auf den jeweiligen Werbeplakaten als zulässige sachliche Information angesehen. Wenngleich die Entscheidung eine Anwaltskanzlei betraf, wird sie weitreichende Bedeutung auch für die Werbung von Zahnärzten haben. Denn das Bundesverfassungsgericht äußerte klar und deutlich:

» ...Allein aus dem Umstand, dass eine Berufsgruppe ihre Werbung anders als bisher üblich gestaltet, kann nicht gefolgert werden, dass dies unzulässige Werbung ist (BVerfG, Beschl. v. 17.04.2000 – 1 BvR 721/99 – www.bverfg.de).

Die Entscheidungen des Bundesverfassungsgerichts sind für die nachfolgenden Gerichte sowie für die Behörden, also auch für die Zahnärztekammern, bindend.

Höchstrichterliche Urteile

Zeitungsanzeigen ohne Anlass

Berufliche Werbung bedarf keiner besonderen Anlässe

Ärzte sind grundsätzlich berechtigt, auch ohne einen bestimmten Anlass, eine Zeitungsanzeige zu schalten. Sofern eine Berufsordnung ein Anzeigenverbot enthält oder die Größe der Anzeige begrenzt bzw. die Anzeige auf lokale Zeitungen beschränkt ist, stellt dies eine verfassungswidrige Einschränkung der ärztlichen Berufsfreiheit dar. Ein solches Verbot liegt auch nicht im Interesse der Bevölkerung. Vielmehr wird auf die Informationsinteressen der Patienten viel zu wenig Rücksicht genommen. Die Freiheit der Berufsausübung schließt die Außendarstellung von selbständigen Berufstätigen ein, soweit sie auf die Förderung des beruflichen Erfolges gerichtet ist. Berufliche Werbung, so das Bundesverfassungsgericht zum ersten Mal in dieser Klarheit, bedarf keiner besonderen Anlässe (BVerfG, Urt. v. 18.02.2002, 1 BvR 1644/01 - www.bverfg.de).

Eigenbezeichnung als Spezialist

Die Spezialisierung muss nachweisbar sein

Unter der Bezeichnung „Spezialist" wird ein Fachmann verstanden, der über besondere Erfahrungen in einem engeren (medizinischen) Bereich verfügt, während die Facharztbezeichnung eine förmlich erworbene Qualifikation darstellt. Ein Arzt, der über besondere Erfahrungen auf einem Teilgebiet verfügt, hat ein berechtigtes Interesse, das Publikum darüber zu informieren. Die Bezeichnung eines bestimmten Arztes als Spezialist (z. B. Gebiet der Wirbelsäulen- und Kniechirurgie) stellt grundsätzlich eine interessengerechte und sachangemessene Information dar. Auch die Patienten haben ein legitimes Interesse daran, zu erfahren, welche Ärzte über solche vertieften Erfahrungen auf bestimmten Spezialgebieten verfügen.

Voraussetzung für die Eigenbezeichnung als Spezialist ist allerdings, dass der betreffende Arzt tatsächlich nachweislich spezialisiert ist. (So hatte der Kniespezialist seit 1985 über 13.000 Operationen im Bereich des Knies, der Wirbelsäulenspezialist mehr als 7000 Operationen an der Wirbelsäule durchgeführt; BVerfG, Urt. v. 08.01.2002 – 1 BvR 1147/01 – www.bverfg.de)

Angabe von Tätigkeitsschwerpunkten – hier: Implantologie

Wer nachhaltig auf einem besonderen medizinischen Gebiet tätig ist, darf dies auch als Tätigkeitsschwerpunkt nach außen kundtun. Vorausgesetzt wird hierbei jedoch, dass tatsächlich besondere Fähigkeiten und Kenntnisse vorliegen und diese auch durch die (Zahn-)Ärztekammer überprüfbar sind. Denn die Ärzte unterliegen einer Gemeinwohlbindung und einer hierdurch bedingten Kontrolle der Ärztekammern als Selbstverwaltungsorgan. Da im konkreten Fall an der nachhaltigen Tätigkeit auf dem Spezialgebiet der Implantologie kein Zweifel bestand, durften die beschwerdeführenden Zahnärzte dies auch auf Praxisschild und Briefkopf schreiben (BVerfG, Urt. v. 23.07.2001 – 1 BvR 873/00; 1 BvR 874/00 – www.bverfg.de).

Ärzte unterliegen einer Gemeinwohlbindung und einer hierdurch bedingten Kontrolle

Zahnarztsuchservice im Internet

Die Einrichtung eines Zahnarztsuchservice im Internet durch einen Zahnarzt ist zulässig. Gemeinwohlbelange stehen nicht entgegen, selbst dann nicht, wenn die Angaben über die Zahnarztpraxis auf einer Selbsteinschätzung der Zahnärzte beruhen. Solche Angaben können nicht verboten werden, solange die Angaben in sachlicher Form erfolgen und nicht irreführend sind. So ist es zulässig, in dieser Datenbank neben besonderen Qualifikationen auch Tätigkeitsgebiete der Zahnärzte aufzuführen, z. B. Implan-

Die Angaben müssen in sachlicher Form erfolgen

tologie, Oralchirurgie, Parodontologie, Angebot einer besonderen systematischen Intensivprophylaxe etc. (BVerfG, Urt. v. 08.10.2001 – 1 BvR 881/00 – www.bverfg.de).

Angabe besonderer Behandlungsmethoden

Die Information muss nachprüfbar sein

Zulässig ist auch die Angabe besonderer Behandlungsmethoden, z. B. naturheilkundlich/ganzheitlich ausgerichtete Therapie, und/oder der Hinweis auf eine besondere Praxisausstattung (z. B. behindertengerecht). Diese Angaben entsprechen einem besonderen Informationsbedürfnis der Patienten, weil nicht jeder Zahnarzt das gleiche Betätigungsfeld hat, sondern es unterschiedliche Schwerpunkte und Spezialisierungen gibt. Voraussetzung ist allerdings stets, dass der Zahnarzt sich nachhaltig und nachprüfbar auf dem genannten Gebiet beschäftigt (BVerfG, Urt. v. 18.10.2001 – 1 BvR 881/00 – www.bverfg.de).

Informationsbroschüren – Implantatentscheidung

Sachliche Slogans sind erlaubt

Zahnärzte dürfen in ihrer Zahnarztpraxis durch allgemein gehaltenes Informationsmaterial über von ihnen beherrschte Untersuchungs- und Behandlungsmethoden informieren und die Patienten dadurch auch mit einer andersartigen Methode bekannt machen. Diese Broschüren sollen zwar grundsätzlich sachlicher Natur sein und über die Methode informieren. Zulässig sind aber auch sloganähnliche Aussagen, solange diese Anpreisungen sich nur auf die Methode, nicht auf den behandelnden Zahnarzt beziehen (BVerfG, Beschl. v. 04.07.2000 – 1 BvR 547/99 – www.bverfg.de).

Ärztelisten über Spezialisten – FOCUS

Es besteht ein sachlich begründetes Bedürfnis der Allgemeinheit, von der Presse über spezialisierte, besonders qualifizierte Fachärzte unter namentlicher Nennung informiert zu werden. Soweit mit der Nennung des empfohlenen Spezialisten notwendigerweise ein Werbeeffekt für den Arzt verbunden ist, hat das Grundrecht auf Meinungs- und Pressefreiheit Vorrang vor dem ärztlichen Werbeverbot (OLG München, Urt. v. 12.11.1998 - 29 U 3251/98 - MedR 1999, S. 76, rechtskräftig).

Sponsoring

Sponsoring ist nicht von vornherein unangemessen und übertrieben. Sponsoring informiert sachlich über die Existenz eines Unternehmens und darüber, dass sich dieses kulturell engagiert.

Sponsoring darf die Gemeinwohlbelange nicht gefährden

Auch beim Sponsoring kann es allerdings Übertreibungen oder Verknüpfungen geben, die geeignet sind, die genannten Gemeinwohlbelange zu gefährden. Ob Letzteres im Einzelfall angenommen werden kann, erfordert eine wertende Betrachtung unter Berücksichtigung des Anlasses, des Mittels, des Zwecks und der Begleitumstände des Sponsorings (BVerfG, Beschl. v. 17.04.2000-1 BvR 721/99 - www.bverfg.de).

Logo, farbige Gestaltung von Briefköpfen

Die graphische und farbliche Gestaltung des Briefbogens stellt keine berufswidrige Werbung dar, sondern ist verfassungsrechtlich zulässig. Sie ist Ausdruck der Präsentation des Absenders; zugleich hat sie Wiedererkennungsfunktion. Was insoweit noch als üblich, angemessen oder als übertrieben bewertet wird, unterliegt zeitbedingten Veränderungen. Allein aus dem Umstand, dass eine Berufsgruppe ihren Briefbogen anders als bisher üblich gestaltet, kann nicht gefolgert werden, dass dies unzulässige

Werbung ist (BVerfG; Beschl. v. 24.07.1997 – 1 BvR – 1863/96, GRUR 1991, S. 71).

Was als üblich oder übertrieben bewertet wird, unterliegt dem Zeitgeist.

Angaben im Branchentelefonbuch „Gelbe Seiten"

Die „Gelben Seiten" sind ein wesentliches Medium der Information

Ein niedergelassener Kardiologe, der in größerer räumlicher Entfernung von seiner Praxis einen Katheter-Maßplatz betreibt, der standesrechtlich zulässig ist, darf dies in den Gelben Seiten mit Anschrift und Telefonnummer anzeigen. Die Berufsordnung der Ärztekammer kann dieses Recht nicht ausschließen. Denn das Branchenbuch mit den „Gelben Seiten" ist ein ganz wesentliches Medium der Information (BVerwG, Urt. v. 13.11.1997 – 3 C 44/96 – NJW 1998, S. 2759).

Notfalldienst für Privatpatienten

Es ist zulässig, einen privaten Notfalldienst zu organisieren und diesen in Zeitungen sowie in Branchenbüchern unter der Rubrik „Für den Notfall" wie folgt zu annoncieren: *„Notfalldienst für Privatpatienten: X-GmbH, Tel: …"*

Der Hinweis auf einen privaten Notfalldienst entspricht einem „dringenden öffentlichen Informationsinteresse".

Da die Anzeige weder Ärzte benannt noch bestimmte ärztliche Leistungen hervorgehoben hat, muss es aus Gründen des Wettbewerbes den privatärztlichen Notfalldiensten ebenso gestattet sein, sachlich zu informieren, wie das seit jeher den Notfalldiensten der kassenärztlichen

Vereinigungen zugestanden wird (BGH, Urt. v. 20.05.1999 – I ZR 40/97 – WRP 1999, S. 1136).

Ärztlicher Hotelservice für Privatpatienten

Es ist zulässig, für Hotelgäste, die Privatpatienten sind, einen Bereitschaftsdienst in Form einer GmbH zu betreiben und diesen als „Ärztlicher Hotelservice" in Telefonbüchern zu annoncieren. Die Annonce darf auch hervorgehoben gestaltet sein. Dies entspricht dem Interesse der Öffentlichkeit, über derartige Dienstleistungsangebote informiert zu werden. Eine berufswidrige Werbung zugunsten derjenigen Ärzte, die durch Vermittlung Besuche bei den erkrankten Hotelgästen vornehmen, liegt nicht vor. Dies gilt auch für diejenigen Ärzte, die als Gesellschafter und Geschäftsführer die GmbH selbst betreiben. (BGH, Urt. v. 20.05.1999 – I ZR 54/97 – WRP 1999, S. 1139).

Laborbotendienst eines Pathologen

Botendienste stellen keinen unlauteren Verdrängungswettbewerb dar

Eine pathologische Praxis darf einen kostenlosen Hol- und Bringdienst zum Transport von Untersuchungsmaterial zwischen Krankenhäusern oder Ärzten und dem Praxislabor unterhalten, selbst wenn der Botendienst über eine Entfernung von mehr als 40 km Luftlinie betrieben wird. Dies stellt keinen unlauteren Verdrängungswettbewerb gegenüber ärztlichen Kollegen dar (BGH Urt. v. 13.06.1996 – I ZR 114/93 – GRUR 1996, S. 789).

Zusätzliche Angaben im Briefkopf

Es ist zulässig, in Briefen an andere Ärzte weitere Angaben zu machen, als die Berufsordnung dies erlaubt, so. z. B. „CT" oder „Nuklearmedizin". (BVerfG, Beschl. v. 21.04.1993 – 1 BvR 166/89 – MedR 1993, S. 348).

Presseveröffentlichungen (Hackethal)

Die Presse darf im Rahmen ihrer Berichterstattung Aussagen über einen Arzt machen, die diesem aufgrund von Werbebeschränkungen untersagt wären. Weiß ein Arzt nichts von dem Pressebericht, so kann er selbst bereits nach Standesrecht keinen Verstoß gegen Werbebeschränkungen begehen.

Zur beruflichen Selbstdarstellung darf die Presse nicht benutzt werden

Ein Arzt muss einen Pressebericht dann nicht überprüfen oder unterbinden, wenn er zuvor Gegenstand einer kritischen Presseberichterstattung über seine Person oder seine Heilmethoden war. Dies gilt auch dann, wenn dieser Bericht einen Werbeffekt enthalten mag und mit Kenntnis des Arztes veröffentlicht wurde. Etwas anderes kommt nur dann in Frage, wenn der Arzt die Presse erkennbar zum Instrument seiner beruflichen Selbstdarstellung gemacht hat (BVerfG, Beschl. v. 11.02.1992 - 1 BvR 1531/90 - NJW 1992, S. 2341).

Buchveröffentlichungen

Ärzte sind grundsätzlich befugt, Bücher unter eigenem Namen zu veröffentlichen und hierbei auch ihre eigenen ärztlichen Leistungen, Methoden und Behandlungen herauszustellen. Durch Art. 5 Abs. 1 GG sollen gerade auch die von vorherrschenden Vorstellungen abweichenden Meinungen geschützt werden. Daher dürfen auch solche Untersuchungs- oder Behandlungsmethoden einer breiteren Öffentlichkeit bekannt gemacht werden, die bislang von der Schulmedizin nicht anerkannt wurden, um so diesen Methoden einen Platz neben den üblichen medizinischen Behandlungsmethoden zu erstreiten (BVerfG, Beschl. v. 19.11.1985 - 1 BvR 934/82 - MedR 1986, S. 128).

Teilnahme an fachfremden Messen
Die Teilnahme von Freiberuflern als Aussteller auf fachfremden Fachmessen kann nicht generell untersagt werden. Es kommt hierbei auf die konkreten Umstände des Einzelfalles an, insbesondere die Gestaltung des Ausstellungsstandes, die Art und Weise der Präsentation und das Auftreten der den Stand betreuenden Personen (BGH, Urt. v. 03.12.1998, NJW 1999, S. 2444).

Für weitere aktuelle Urteile sowie die entsprechenden Vorschriften der Musterberufsordnung wird auf das Buch der Verfasserin verwiesen (Bahner, 2001).

Was ist berufswidrige Werbung? 9 10 05

Beschränkungen des Werberechts

Das absolute Werbeverbot ist heute auf ein Verbot berufswidriger Werbung beschränkt

Das Recht auf freie Berufsausübung und auf freie Meinungsäußerung ist allerdings nicht schrankenlos. Sie können vielmehr durch Gesetze näher geregelt werden (Art. 5 Abs. 2 GG). Auch die Werbebeschränkungen der zahnärztlichen Berufsordnungen stellen solche Regelungen dar. Sie wurden vom Bundesverfassungsgericht zwar stets für zulässig gehalten. Werbebeschränkungen müssen allerdings durch hinreichende Gründe des Gemeinwohls gerechtfertigt und zur Erreichung des verfolgten Zwecks geeignet und erforderlich sein. In diesem Sinne hatte das Bundesverfassungsgericht bereits seit 1985 das absolute Werbeverbot der Ärzte auf ein Verbot berufswidriger Werbung beschränkt (BVerfG, Beschl. v. 19.11.1985 – 1 BvR 38/78, MedR 1986, S. 134).

Ein wesentlicher Belang des Gemeinwohls, der zu Werbebeschränkungen berechtigt, ist die Gesundheit des Einzelnen und der Bevölkerung.

Ein Werbeverbot zum Schutze der Gesundheit ist allerdings nur dann gerechtfertigt, wenn die Werbemaßnahme konkret geeignet ist, eine Gesundheitsgefährdung darzustellen. So ist beispielsweise die Anzeige eines Hautarztes, der auch Piercing anbietet, nicht berufswidrig. Zwar gehört das Piercing nicht zum Heilauftrag eines Arztes. Es stellt jedoch einen Eingriff in die körperliche Unversehrtheit dar und wird typischerweise von Nichtärzten in Piercingstudios oder gar auf Flohmärkten angeboten. Dort herrschen meist verheerende gesundheitliche Bedingungen, was unabsehbare medizinische Folgeschäden nach sich ziehen kann. Diesen Studios ist eine Werbung für das Piercing uneingeschränkt erlaubt, nicht jedoch den Ärzten, die sich an ihre Berufsordnungen zu halten hatten. Dabei sind es gerade die Ärzte, die diese Eingriffe jedenfalls unter hygienisch einwandfreie Bedingungen durchführen. Dies zeigt, dass nicht etwa eine Anzeigenwerbung der Ärzte, sondern vielmehr die Anzeige von Nichtärzten eine erhebliche Gesundheitsgefahr darstellen kann (vgl. hierzu eingehend Bahner, 2001, S. 25 ff und 164 ff).

Schutz vor Konkurrenten ist kein Gemeinwohlbelang

Im Übrigen hat sich auch das Bild des Verbrauchers erheblich gewandelt. Heute wird nicht mehr auf einen flüchtigen, unkritischen Verbraucher abgestellt, der vor jeglicher Gefahr der Irreführung geschützt werden muss. Die Rechtsprechung, ihr voran der Europäische Gerichtshof, fordert vielmehr die Beurteilung der Werbemaßnahme durch einen aufgeklärten, informierten Verbraucher. Dieser Verbraucher, der tagtäglich der Masseninformation und „Werbeschwemme" der Medien ausgesetzt ist, weiß auch Gesundheitswerbung sorgfältig und kritisch zu würdigen.

Kein schützenswerter Gemeinwohlbelang ist der Schutz vor Konkurrenten, die andere Qualifikationen erworben haben. Dies hat das Bundesverfassungsgericht aktuell in aller Klarheit festgestellt. So darf eine Ärztekammer es nicht verbieten, eine Facharztbezeichnung zu führen, die in einem anderen Bundesland oder in der früheren DDR erworben wurde, selbst dann, wenn das Recht dieses Bundeslandes eine bestimmte Facharztbezeichnung nicht vorsieht (BVerfG, Beschl. v. 09.03.2000 – 1 BvR 1662/97 – www.bverfg.de).

Dessen sollten sich zahnärztliche Konkurrenten, die unternehmerische Maßnahmen ihrer Kollegen argwöhnisch begutachten, bewusst sein, um nicht angesichts einer erfolglosen Klage erhebliche eigene Kosten zu verursachen.

Begriff der berufswidrigen Werbung nach § 18 MBO

Berufswidrig ist nach der neuen Definition des § 18 MBO insbesondere eine anpreisende, irreführende oder vergleichende Werbung.

Die Musterberufsordnung bietet keine weitere Erläuterung oder Definition. Daher ist auf die bislang ergangene Rechtsprechung zur Werbung der Ärzte und Zahnärzte sowie auf die Grundsätze des allgemeinen Wettbewerbsrechts zurückzugreifen. Nachfolgend einige Urteilszitate und Aussagen darüber, was nach Auffassung der Gerichte berufswidrige Werbung ist:

Beispiele für berufswidrige Werbung

- Verboten sind neben irreführender Werbung insbesondere aufdringliche Werbemethoden, die Ausdruck eines rein geschäftsmäßigen, ausschließlich am Gewinn orientierten Verhaltens sind (BVerfG, Beschl. v. 17.04.2000 – 1 BvR 721/99 – www.bverfg.de).

- Berufswidrig sind neben irreführenden Angaben auch solche, die geeignet erscheinen, das Schutzgut der Volksgesundheit zu beeinträchtigen. Das kann bereits dadurch geschehen, dass Ärzte Kranken aus Gewinnstreben falsche Hoffnungen machen (BVerfG, Beschl. v. 04.07.2000 – 1 BvR 547/99 – www.bverfg.de).
- Verboten sind das Führen von Zusätzen, die im Zusammenhang mit den geregelten Qualifikationsbezeichnungen und Titeln zu Irrtümern führen können und auf diese Weise einen berufswidrigen Werbeeffekt hervorrufen (BVerfG, Beschl. v. 21.04.1993 – 1 BvR 166/89 – MedR 1993, S. 348).
- Das Recht eines Arztes, seine Meinung zu äußern und die Öffentlichkeit über einen Sachverhalt zu informieren, umfasst nicht unwahre Äußerungen. Denn die Allgemeinheit ist an unrichtigen Informationen nicht interessiert, weshalb von einem grundrechtlich schützenswerten Recht nicht gesprochen werden kann (BGH, Urt. v. 09.10.997 – I ZR 92/95 – WRP 1998, S. 172).

Irreführende Werbung

> Irreführende Werbung ist grundsätzlich und für jedermann verboten.

Beherrschender Grundsatz des Wettbewerbsrechts ist der Wahrheitsgrundsatz des § 3 UWG mit dem Verbot irreführender Werbung. In der Werbung verboten sind alle Angaben geschäftlicher Art, die zu Wettbewerbszwecken im geschäftlichen Verkehr gemacht werden und geeignet sind, einen nicht unerheblichen Teil der betroffenen Verkehrskreise irrezuführen. Eine Irreführung im Sinne des § 3 UWG liegt vor, wenn unwahre oder zur Täuschung geeignete Angaben über die Person, Vorbildung, Befähigung oder Erfolge gemacht werden (BGH, Urt. v. 27.04.1995 – I ZR 116/93 – GRUR 1995, S. 612). Zur Verdeutlichung folgende Entscheidung des Bundesgerichtshofs:

Irreführung liegt vor, wenn zur Täuschung geeignete Angaben gemacht

Ein als Krebstherapeut tätiger Arzt äußerte sich in einem Zeitungsinterview zu Vorwürfen eines Kollegen, der ihm neben Scharlatanerie u. a. falsche Titelführung unterstellte. Hierauf der Arzt: „Mir wird auch falsche Titelführung vorgeworfen. Tatsächlich habe ich von einer alten südamerikanischen Universität den Professorentitel verliehen bekommen, an der ich zwei Semester meine Methode lehrte. Aber seit einer gesetzlichen Änderung der deutschen Berufsordnung darf ich ihn nicht mehr führen."

Dieses Verhalten ist nach richtiger Auffassung des Bundesgerichtshofs wettbewerbswidrig und dazu geeignet, das Vertrauen von Menschen zu gewinnen, die an Krebs erkrankt sind. Nicht erst eine Änderung der Berufsordnung hatte zu dem Verbot geführt, sich als Professor zu bezeichnen. Vielmehr erfüllte seine Lehrtätigkeit zu keinem Zeitpunkt die nach deutschem Verständnis erforderlichen Voraussetzungen für die Verleihung des Professorentitels. Die Äußerungen des Arztes hingegen vermittelten dem Leser in irreführender Weise den Eindruck, seine Behandlungsmethode sei aufgrund einer wissenschaftlichen Lehrtätigkeit von einiger Dauer wissenschaftlich eingeführt und anerkannt (BGH, Urt. v. 09.10.1997 – I ZR 92/95 – WRP 1998, S. 172; weitere Beispiele s. Bahner 2001).

Die MBO verbietet anpreisende Werbung

Anpreisende Werbung
Anpreisende Werbung ist im allgemeinen Geschäftsverkehr nach dem UWG grundsätzlich erlaubt - man ist ihr tagtäglich in sämtlichen Medien ausgesetzt. Anders hingegen die Musterberufsordnung für Zahnärzte; Sie verbietet anpreisende Werbung. Anpreisende Werbung ist gekennzeichnet durch das Moment der Übertreibung, des Superlativs, insbesondere der Alleinstellung. Dadurch gewinnt die Werbung, die den Kunden sachlich unterrichten soll, ein vollmundiges Gepräge.

Das Bundesverfassungsgericht bezeichnete zu Recht folgende Äußerungen und Darstellungen in einer vom Arzt selbst herausgegebenen Zeitschrift als berufswidrig:

- „International anerkannter Frischzellentherapeut",
- „Bahnbrechende ärztliche Leistungen",
- Wiedergabe von Anerkennungen und Danksagungen aus Gästebüchern des Sanatoriums des Arztes, unter Abdruck von Photos teilweise prominenter Gäste und besonderen Hinweis auf die Person des Arztes (BVerfG, Beschl. v. 19.11.1985 - 1 BvR 934/82 - MedR 1986, S. 128 „Frischzellentherapie").

„Die 500 besten Ärzte Deutschlands"

Wettbewerbswidrig war nach zutreffender Rechtsprechung des Bundesgerichtshofes auch die Veröffentlichung eines Artikels im Nachrichtenmagazin FOCUS über „Die 500 besten Ärzte Deutschlands". Die Darstellung der genannten Ärzte als die 500 Besten des Landes enthalte ohne sachliche Rechtfertigung einen werblichen Überschuss, da die werbemäßige Herausstellung der Ärzte auf einer Einschätzung beruhe, die mangels überprüfbarer Kriterien die Beurteilung als die Besten ihres Faches nicht zu tragen vermöge. In der superlativen Bewertung der genannten Ärzte als „die Besten" liege zugleich eine Herabsetzung nicht genannter, in gleicher Weise oder besser qualifizierter Mediziner. Dies sei vom Grundrecht auf Meinungs- und Pressefreiheit nicht gedeckt. Das Gericht stellte allerdings fest, nicht die Information über Ärzte als solche sei verboten, sondern lediglich die Aussage, einzelne, namentlich benannte Mediziner seien die besten Ärzte Deutschlands (BGH, Urt. v. 30.04.1997 - I ZR 196/94 - GRUR 1997, S. 912). Daraufhin brachte FOCUS eine erneute Serie über 750 ärztliche Spezialisten heraus, die das OLG München mit zutreffender Begründung gegen den Widerstand der Ärztekammer erlaubt hatte.

Die Rechtsprechung ist oft uneinheitlich

Ein anschauliches Beispiel für die uneinheitliche Rechtsprechung der Gerichte ist die Implantatentscheidung des Bundesverfassungsgerichts vom Juli 2000:

Beispiel: *In einer Zahnklinik, die vorwiegend ambulante Implantatbehandlungen anbietet, lagen bunte Faltblätter aus, die Technik und Ablauf von Implantatbehandlungen als eine Methode der Zahnbehandlung bezeichneten, die - anders als herkömmliche Behandlungen - „mehr Lebensqualität sichern" könne. Das Faltblatt enthielt u. a. auch folgende Äußerungen: „Ihre Gesundheit ist unser Anliegen", „Der Natur ein Stück näher", „Implantate - ein guter Weg", „Zahn für Zahn mehr Lebensqualität", „sicher - bequem - ästhetisch". Der behandelnde Zahnarzt wurde zur Unterlassung verurteilt. Denn der Bundesgerichtshof hielt diese Aussagen für eine gezielte, anpreisende Werbung, da sich die Angaben im Faltblatt nicht auf rein sachliche Informationen über die Technik und den Ablauf von Implantatbehandlungen beschränkten. Die Methode der Zahnbehandlung werde vielmehr mit schlagwortartigen Werbesprüchen herausgestellt.*

Der Gang des Zahnarztes zum Bundesverfassungsgericht wegen Verletzung seiner Berufsfreiheit hatte Erfolg: Das Faltblatt enthalte in erster Linie ausführliche sachliche Informationen über die Technik und den Ablauf von Implantatbehandlungen. Es sei auch nicht ersichtlich, mit welchen vernünftigen Gemeinwohlbelangen sich das Verbot der sloganähnlichen Aussagen verbieten lasse. Entscheidend sei schließlich, dass in dem Faltblatt weder der Zahnarzt genannt, noch durch eine Telefonnummer oder sonstige Kontakte auf einen bestimmten Zahnarzt hingewiesen wurde und sich die Werbung daher im Bereich zulässiger Klinikwerbung hielt (BVerfG, Beschl. v. 04.07.2000 – 1 BvR 547/99). Der verurteilte Zahnarzt obsiegte somit nach vier Instanzen.

Vergleichende Werbung

Die vergleichende Werbung ist heute grundsätzlich zulässig

Vergleichende Werbung liegt vor, wenn auf zumindest einen Mitbewerber oder dessen Dienstleistungen bzw. Produkte Bezug genommen wird. Eine namentliche Nennung ist nicht erforderlich. Es genügt, wenn ein nicht unbeachtlicher Teil der angesprochenen Verkehrskreise den oder die vom Vergleich betroffenen Mitbewerber eindeutig erkennen kann. Die früher herrschende Meinung und Rechtsprechung bewertete jegliche vergleichende Werbung im allgemeinen Geschäftsverkehr als grundsätzlich wettbewerbswidrig. Seit der EG-Richtlinie 97/55/EG vom 06.10.1997 ist die vergleichende Werbung im allgemeinen Geschäftsverkehr heute grundsätzlich zulässig, soweit sie objektiv nachprüfbar und nicht herabsetzend oder irreführend ist. Enthält die vergleichende Werbung jedoch ein Werturteil, eine Ein- oder Wertschätzung, dann ist sie nicht nachprüfbar und auch heute noch unzulässig.

Das zahnärztliche Berufsrecht hingegen verbietet jegliche vergleichende Werbung als berufswidrige Werbung selbst dann, wenn diese Werbung objektiv nachprüfbar und weder herabsetzend noch irreführend ist. Ob dieses Verbot in der Zukunft haltbar sein wird, ist fraglich.

Der Verfasserin sind zur vergleichenden Werbung durch Zahnärzte keine Gerichtsentscheidungen bekannt. Eine solche Werbung scheint bislang im freiberuflichen Bereich noch untypisch zu sein, weshalb zur Vertiefung auf die Literatur zum Wettbewerbsrecht verwiesen wird.

UWG und HWG

Beschränkungen des zahnärztlichen Werberechts ergeben sich ferner aus dem allgemeinen Wettbewerbsrecht, welches im UWG, dem Gesetz gegen unlauteren Wettbewerb, geregelt ist.

Zahnärzte unterliegen dem Wettbewerbsrecht, da auch unter Zahnärzten Wettbewerb stattfinden darf (BGH, Urt. v. 13.06.1996 – I ZR 114/93 – GRUR 1996, S. 789). Wettbewerb ist ein Verhalten selbständiger Unternehmen, die zum Geschäftsabschluss mit Dritten zu gelangen suchen, um dadurch das eigene Unternehmen zu fördern und insbesondere Gewinn zu erzielen (Baumbach u. Hefermehl 2001, Allg. Rn. 5 und 7). Sinn dieses zahnärztlichen Wettbewerbes ist es nach Auffassung des Bundesgerichtshofes etwa, Anreize zu Verbesserungen bestimmter Angebote zu geben und es Dritten zu erleichtern, ihre Dienstleistungen in Anspruch zu nehmen.

Wettbewerb ist ein Verhalten selbständiger Unternehmen, die zum Geschäftsabschluss mit Dritten zu gelangen suchen

Allerdings darf die Freiheit der wirtschaftlichen Betätigung nicht dazu führen, dass Einzelne sich durch unzulässige Praktiken Vorteile im Wettbewerb verschaffen

Unzulässige Praktiken im Wettbewerb sind verboten

(BVerfG, Urt. v. 12.12.2000 – 1 BvR 1762/95 – www.bverfg.de). Unzulässig sind Wettbewerbshandlungen, die gegen die guten Sitten verstoßen, § 1 UWG. Verboten sind insbesondere irreführende Angaben über geschäftliche Verhältnisse, § 3 UWG. Das Verbot irreführender Werbung ist heute auch in § 27 MBO enthalten.

Das HWG reglementiert Werbung für Diagnose oder Therapie

Weitere Beschränkungen enthält das Heilmittelwerbegesetz (HWG). Das HWG reglementiert insbesondere die Werbung für Diagnose- oder Therapieverfahren und findet daher auch nur in diesem Rahmen für niedergelassene Zahnärzte Anwendung. Für weitere Ausführungen zum HWG vgl. Bahner 2001, S. 153 ff, sowie Doepner 2000 und Bülow und Ring 2001.

9 ▌10 | 06 Werbeüberschreitungen und ihre Rechtsfolgen

Verstöße gegen die standesrechtlichen Werbe- und Wettbewerbsvorschriften können in zweifacher Hinsicht verfolgt werden. Die Landeszahnärztekammern (nicht hingegen die zahnärztlichen Kollegen) sind befugt, ein berufsgerichtliches Verfahren einzuleiten. Unabhängig davon kann auch im Rahmen eines Wettbewerbsprozesses Klage wegen Verstoßes gegen das UWG und das zahnärztliche Berufsrecht erhoben werden.

Das Berufsgerichtsverfahren

Die Überschreitung oder Missachtung der Vorschriften des Informations- und Werberechts nach der Berufsordnung stellt eine Berufspflichtverletzung dar, für die sich Zahnärzte u. U. in einem Berufsgerichtsverfahren verantworten müssen. Das berufsgerichtliche Verfahren kennt zwei Instanzen. Die zweite Instanz darf eine Entscheidung der ersten nicht zum Nachteil des Zahnarztes ändern, wenn die Berufung nur durch ihn oder zu seinen Gunsten erfolgte.

Folgende berufsgerichtliche Maßnahmen kommen in Betracht:

- Warnung oder Verweis bei leichten und einfachen Fällen, wenn der Beschuldigte die berufsunwürdige Handlung zugibt;
- Geldbuße – je nach Landesrecht – bis zu 50.000 Euro;
- Aberkennung von Mitgliedschaft/Wahlrecht in den Organen der Zahnärztekammer.

Die Zahnärztekammern gehen auch heute noch höchst unterschiedlich mit vermeintlichen Werbeverstößen durch Zahnärzte um. Entsprechend groß ist die Bandbreite der in den berufsgerichtlichen Entscheidungen für vergleichbare Sachverhalte ausgesprochenen Maßnahmen: Sie reicht vom Freispruch bis hin zur Geldbuße über 5000 Euro. Diese uneinheitliche Rechtsprechung ist höchst unbefriedigend.

Die uneinheitliche Rechtsprechung ist höchst unbefriedigend

Der Wettbewerbsprozess

Der Wettbewerbsprozess dient dazu, unlautere Wettbewerbshandlungen gerichtlich festzustellen und – gegebenenfalls mit Druckmitteln – künftig zu unterbinden.

Bevor ein Wettbewerbsprozess eingeleitet wird, erhält der Zahnarzt oder der Dritte (Störer) meist eine schriftliche Abmahnung mit der Aufforderung, eine strafbewehrte Unterlassungserklärung abzugeben. Gibt der Zahnarzt diese Unterlassungserklärung ab, so verpflichtet er sich, die genau bezeichnete Werbemaßnahme künftig zu unterlassen, andernfalls eine Vertragsstrafe zu zahlen. Die meisten Wettbewerbsstreitigkeiten werden außergerichtlich durch Abmahnung und Abgabe einer strafbewehrten Unterlassungserklärung erledigt. Hält der Zahnarzt oder der Dritte die Werbemaßnahme allerdings für zulässig, so reagiert er nicht auf die Abmahnung. Der „Gegner“ muss

Die meisten Wettbewerbsstreitigkeiten werden außergerichtlich geregelt

folglich entweder eine einstweilige Verfügung beantragen oder Klage einreichen, um die Berufswidrigkeit der Werbung gerichtlich feststellen zu lassen. Klageberechtigt sind nach § 13 Abs. 2 UWG grundsätzlich die zahnärztlichen Kollegen, soweit sie gleiche oder verwandte zahnärztliche Leistungen erbringen, die Zahnärztekammern sowie rechtsfähige Verbände zur Förderung gewerblicher Interessen, z. B. die Zentrale zur Bekämpfung unlauteren Wettbewerbs e.V.

Wird der Verfügungsantrag oder die Klage des Gegners abgewiesen, weil die Werbung zulässige sachliche Information darstellt und daher erlaubt ist, muss der Gegner die gesamten Verfahrenskosten tragen, also auch die Anwaltskosten des beklagten Zahnarztes sowie die Gerichtskosten. Wird die Werbemaßnahme als berufswidrig beurteilt, muss der Zahnarzt die Verfahrenskosten tragen. Nur falls trotz rechtskräftiger Feststellung der Berufswidrigkeit die Maßnahme nicht unterlassen oder eingestellt wird, kann ein Ordnungsgeld von bis zu 250.000 Euro oder eine Ordnungshaft bis zu sechs Monaten verhängt werden.

9 ▮ 10 | 07

Wählen Sie keine reißerische Form, sondern informieren Sie sachbezogen

Anwaltliche Empfehlungen

Werben Sie stets in sachlicher und dezenter Form. Es passt ohnehin nicht zum Image der Freiberufler, in lauter oder bunter Form auf sich aufmerksam zu machen. Egal ob im Internet oder in der Praxisbroschüre: Wählen Sie keine reißerische oder übertriebene Form, sondern informieren Sie sachbezogen. Bei Presseberichten sollte der Zahnarzt nicht übermäßig herausgestellt und jeweils nur in Sachzusammenhängen genannt werden. Auch ein pauschales Loben einer Methode oder eines Zahnarztes sollte unterlassen werden. Allerdings gilt für sämtliche Werbemaßnahmen: Wo kein Kläger – da kein Richter.

Bevor Sie kostspielige Werbemaßnahmen planen, lassen Sie diese anwaltlich durch Spezialisten im ärztlichen Werberecht auf ihre Zulässigkeit überprüfen. Scheuen Sie nicht die gerichtliche Auseinandersetzung, wenn sich Ihre Werbemaßnahme nach Ihrer Auffassung im aufgezeigten rechtlichen Rahmen hält. Die aktuelle Rechtsprechung des Bundesverfassungsgerichts sowie ihm folgend zunehmend der Untergerichte tendiert überraschend klar zur Öffnung des Werberechts. Es kann sich daher durchaus lohnen, nicht klein beizugeben, sondern einen Gerichtsprozess in Kauf zu nehmen. Begrenzen Sie jedoch Ihr Kostenrisiko und vereinbaren Sie mit Ihrem Anwalt entweder ein Pauschalhonorar oder einen bestimmten Streitwert, damit die maximalen Verfahrenskosten für Sie kalkulierbar sind.

Resümee

9 10 08

Das Bundesverfassungsgericht vertritt eine liberale Einstellung zu Werbung und Wettbewerb

Zahnärzte haben ein Recht auf detaillierte Darstellung – dies ist Ausdruck der verfassungsrechtlich garantierten Berufs- und Meinungsfreiheit. Patienten haben einen Anspruch auf umfassende Information über alle verfügbaren Gesundheitsleistungen – dies ist Ausdruck ihres Rechts auf medizinische Selbstbestimmung. Die Novellierung der zahnärztlichen Musterberufsordnung hat diesen Anforderungen, die insbesondere durch das Bundesverfassungsgericht aufgestellt wurden, inzwischen durchaus Rechnung getragen. Nur soweit eine Werbemaßnahme die Gesundheit des Einzelnen oder der Bevölkerung zu gefährden vermag, ist ihr Verbot ein zulässiger Eingriff in die Berufsfreiheit. Das Bundesverfassungsgericht vertritt eine liberale Einstellung zu Werbung und Wettbewerb von Unternehmen, einschließlich derjenigen von freiberuflich tätigen Zahnärzten, Ärzten und Anwälten. Falls die Zahnärztekammern noch immer auf überholten Werbeverboten bestehen, werden die Gerichte daher auch künftig korrektiv eingreifen müssen.

> Die Zahnärztekammern haben das erste, das Bundesverfassungsgericht jedoch hat das letzte Wort.

Solange Zahnärzte in sachlicher, zurückhaltender und unaufdringlicher Weise über ihre Angebote informieren und diese Informationen nicht irreführend, anpreisend oder vergleichend sind, handelt es sich um erlaubte Werbung, selbst wenn es sich um eine bislang unbekannte und ungewöhnliche Form der Werbung handelt. Denn, so das Bundesverfassungsgericht:

> Werbeformen unterliegen zeitbedingten Veränderungen – Neuerungen müssen möglich sein – diesem Wandel ist Rechnung zu tragen (BVerfG, Beschl. v. 17.04.2000 – 1 BvR 721/99).

9 10 | 09 Literatur

Bahner B (2001) Das neue Werberecht für Ärzte. Auch Ärzte dürfen werben. Springer, Berlin Heidelberg New York

Barth D (1999) Mediziner-Marketing. Vom Werbeverbot zur Patienteninformation. Springer, Berlin Heidelberg New York

Baumbach/Hefermehl (2001) Wettbewerbsrecht, 22. Aufl. C.H.Beck, München

Bülow/Ring (2001) Heilmittelwerbegesetz, 2. Aufl. 2001, Carl Heymanns, Köln

Doepner U (2000) Heilmittelwerbegesetz, 2. Aufl. Franz Vahlen, München

Kreyher VK (2001) Gesundheits- und Medinzinmarketing. Chancen, Strategien und Erfolgsfaktoren. R.v.Decker

Laufs/Uhlenbruck (2002) Handbuch des Arztrechts, 3. Aufl. C.H.Beck, München

Oehme/Oehme (1999) Marketing für niedergelassene Ärzte. Franz Vahlen, Berlin

Ratzel/Lippert (2002) Kommentar zur Musterberufsordnung der deutschen Ärzte (MBO), 3. Aufl. Springer, Berlin Heidelberg New York

Abkürzungen

Beschl.	v. Beschluss vom
BGH	Bundesgerichtshof
BVerfG	Bundesverfassungsgericht
BVerwG	Bundesverwaltungsgericht
GG	Grundgesetz
GRUR	Gewerblicher Rechtsschutz und Urheberrecht (Zeitschrift, Jahr/Seite)
HWG	Heilmittelwerbegesetz
m.w.N.	mit weiteren Nachweisen
MBO	Musterberufsordnung
MedR	Medizinrecht (Zeitschrift, Jahr/Seite)
NJW	Neue Juristische Wochenschrift (Zeitschrift, Jahr/Seite)
st. Rspr.	ständige Rechtsprechung
Urt.	v. Urteil vom
UWG	Gesetz gegen den unlauteren Wettbewerb
WRP	Wettbewerb in Recht und Praxis (Zeitschrift, Jahr/Seite)